Recetario para adelgazar

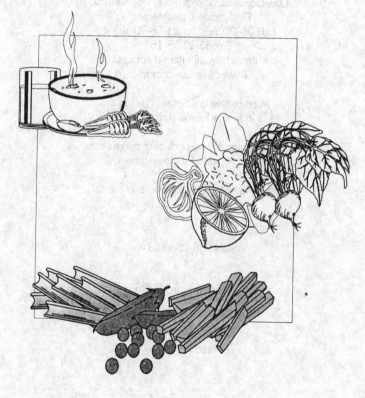

Ana María Sánchez

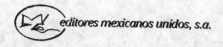

editores mexicanos unidos, s.a.

© Editores Mexicanos Unidos, S. A.
Luis González Obregón 5-B Col. Centro
Delegación Cuauhtémoc
C.P. 06020 Tels: 55-21-88-70 al 74
Fax:55-12-85-16
editmusa@mail.internet.com.mx
www.editmusa.com.mx

Miembro de la Cámara Nacional
de la Industria Editorial, Reg. No. 115

ISBN 968-15-1243-X

Edicion julio 2006

Impreso en México
Printed in Mexico

Recetario para adelgazar

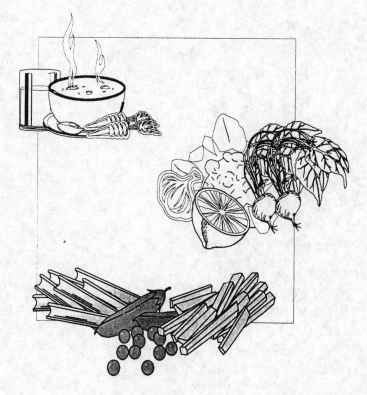

Ana María Sánchez

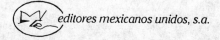
editores mexicanos unidos, s.a.

PRESENTACIÓN

Dice un antiguo proverbio chino: "La boca es una medida ilimitada", y nunca como ahora esto es verdad en nuestros días, en que uno de los más difíciles problemas es el de saber alimentarse adecuadamente para conservar la salud y el peso ideal. Tal vez las mayores dificultades que las personas enfrentan en la vida ordinaria es precisamente el de saber cuidar su peso. Nuestra cultura alimenticia se ha basado fundamentalmente en los hábitos alimenticios aprendidos en el seno familiar de donde han surgido, surgen, las conductas, los pros y los contras del buen comer. ¿Comemos adecuadamente? Si hacemos un análisis a conciencia, la respuesta más probable sería no: no comemos adecuadamente porque seguimos los hábitos y los gustos que hemos heredado, que hemos aprendido de nuestros mayores, quienes siempre pensaron o creyeron que el sabor y el gusto estaban por encima de cualquier consideración estética o de salud. Somos y vivimos en un país con una gran tradición culinaria que incluso ha ganado poco a poco un espacio entre las tradiciones más importantes en este sentido como la francesa, la italiana, la china o la japonesa, pero desgraciadamente, no siempre la tradición culinaria guarda una relación adecuada con la salud y con la estética. Si a esto le sumamos el otro gran factor que incide en la cultura alimenticia que es el de la publicidad masiva en los medios de comunicación, que privilegian de una manera casi inagotable y si muy objetable, el consumo de los alimentos chatarra, vemos entonces, que la posibilidad de mantener cierto nivel de conciencia con respecto a la buena alimentación se reduce drástica y dramáticamente a niveles ínfimos y casi imperceptibles, y sólo nos damos cuenta de que estamos mal alimentados o sobre alimentados cuando los problemas de salud nos agobian: obesidad, diabetes, problemas cardio-vasculares, mala circulación, cánceres en el estómago y en los intestinos, problemas de salud mental, psicológica, etc. Solamente entonces, es cuando nos damos cuenta de que en algún momento de nuestras vidas debimos hacer algo al respecto; que debimos aprender a moderarnos, a medirnos, que debimos ser más selectivos con la calidad y la clase de alimentos que consumimos, porque encima de todo, una de las más grandes contradicciones que se dan es cuando la misma televisión, por ejemplo, nos impulsa a comer porquerías de todo tipo pero nos enseña, nos dice al mismo tiempo mediante las imágenes, que la figura ideal tanto de hombres cómo de mujeres es la de la delgadez, porque está de moda que las mujeres no pesen más allá de los 50 kilogramos y que los hombres no sobrepasen los setenta kilogramos de peso, y es cuando nos sentimos como cucarachas fumigadas porque le hemos hecho caso más a nuestro estómago que a nuestra necesidad de vernos y sentirnos bien. Entonces, se presenta el gran dilema de siempre: la necesidad de bajar los kilos de más en el menor tiempo posible. Y es en este amplísimo campo de las necesidades del hombre donde abundan más los dimes, los diretes, las recetas, los consejos de los sabelotodo, las opiniones fáciles que te dicen que bajar de peso es la cosa más fácil del mundo, además de la habitual charlatanería que suele prevalecer en este sentido. Nos vemos en la disyuntiva de a qué o a quién le hacemos caso; nuestra necesidad es inminente y requiere de una rápida y decisiva respuesta: sólo nos queda una alternativa: o engordar o adelgazar. Y es en este sentido donde más se hace presente toda esta parafernalia de consejos, ayudas, sugerencias; basta encender la televisión o leer un periódico o una revista: aparecen

productos de toda índole que nos aseguran verdaderos mila-
gros, vemos recetas de todo tipo que nos harán entrar en la
tierra prometida de la figura deseada; leemos consejos má-
gicos para desparecer los kilos de más en un parpadeo, en
fin, como dice el refrán: "hay de todo como en botica".
Pero una cosa es real: la necesidad de bajar de peso sigue
más presente que nunca porque ahora sí los kilos de más ya
nos empiezan a agobiar: ya no podemos agacharnos fácil-
mente a recoger objetos tirados en el suelo; ya no nos
podemos amarrar las agujetas de los zapatos o ponernos los
calcetines; resoplamos cuando subimos las escaleras del me-
tro o de cualquier oficina; si nos vemos en la necesidad de
caminar, a los cinco minutos nos duelen los pies, etc. Entonces comprendemos que debemos enfrentarnos a la necesidad
de someternos a una dieta, y ahí está: aparece la palabra fea,
difícil, la que no queremos escuchar: *"Dieta"*. Pero ante todo;
¿qué es una dieta? Desde el punto de vista terapéutico y
según lo define el diccionario, la dieta es el régimen alimenticio que se manda observar a los enfermos o a los
convalecientes en el comer y en el beber; por extensión es
esa comida y bebida. También la dieta ha venido a consti-
tuirse por costumbre en el hábito diario del consumo de
alimentos que una persona realiza diariamente. Y es desde
esta última perspectiva, que el libro que tiene en su manos el
lector, trata de ofrecer una alternativa coherente, racional,
adecuada, para enfrentar las dificultades de una dieta mediante un esquema sencillo de tres pasos. ¿Por qué tres pasos?
Porque en la numerología, el número tres expresa <u>resultados</u>
y la subconciencia sí capta el significado de este número,
especialmente si se trata de nuestra salud. Así estos tres pasos se bosquejarían de la siguiente manera:

1°- Pensar y analizar sobre la importancia de saber qué y cuánto comemos. Una vez conocido esto se pasa a:

2°- Planear adecuadamente una dieta bajo la premisa de que ante todo estamos guiados por un deseo verdadero para bajar de peso. Entonces se pasa a la siguiente fase:

3°- Qué es la Acción: sin ella no hay nada. Y esta acción está sustentada en una serie de dietas y sugerencias prácticas para lograr buenos resultados que usted encontrará en el libro.

Veremos que después de todo no es tan difícil cambiar de hábitos alimenticios y encarar una buena dieta con la perspectiva de mejorar nuestra salud y nuestra figura, logrando que nuestra vida mejore sustancialmente: buen provecho.

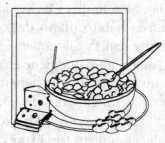

INTRODUCCIÓN

¿Adelgazar es fácil? ¡Sí! ¡definitivamente es fácil! Lo difícil es mantenerse delgado una vez que ha pasado por la experiencia de llevar un régimen alimenticio con varias restricciones durante algún tiempo para bajar esos cinco kilitos de más, o tal vez esos terribles quince o veinte kilos que se han convertido ya en una espantosa pesadilla.

El aumento de peso tiene varias razones, la más generalizada es el comer de más todos aquellos deliciosos antojitos: esas papitas a la francesa con chilito, esos taquitos al pastor para cenar, cuando ya difícilmente tendremos una actividad que nos permita quemar algunas calorías, aquel pastelito que nos trajo la vecina, la suegra o simplemente que se nos antojó y lo compramos.... mmmmhh ¡qué pambacitos tan apetitosos! ¡llévate otros cinco bolillos, después no encontramos de estos! O ¡Con este molito! ¡mmm hasta veinte tortillitas hechas a mano! total, un poquito no hace daño y mañana no como ni una; pero los resultados no se hacen esperar pues dos semanas después ya no cabemos en el vestido tan lindo que nos compramos hace poco para una ocasión especial.... ¡Pero, no es posible!, ¡si tan sólo hace dos meses me quedaba perfecto! Solemos exclamar llenas de espanto ante el espectáculo que nos ofrece aquél que tiempo antes fuera nuestro mejor amigo: el espejo. Ahora lo odiamos, nos refleja con llantitas, con una o dos tallas extras, es difícil sumir la pancita... ¿pensar en una minifalda?... ¡imposible! Tenemos dos soluciones: una, ponernos a llorar y continuar comiendo sin control alguno ó ponernos a dieta y bajar el peso que con tanta facilidad subimos.

Las otras razones por las cuales las personas suben de peso descontroladamente pueden ser por desequilibrios hormonales. La mayoría de las mujeres suben un poco o un mucho de peso al llegar a determinada edad, o antes si es que dentro de su familia existen personas con tendencia a la obesidad. La inestabilidad y la insatisfacción emocional conducen a muchas personas a comer compulsivamente, y ese es un verdadero problema.

La obesidad se ha convertido en nuestros días en un auténtico problema tanto médico como social, ya que alrededor del 30% de la población adulta es obesa y esto, a corto y largo plazo representa consecuencias muy graves, es decir, se traducen en enfermedades como arterioesclerosis, hipertensión, colesterol alto, cardiovasculares, diabetes, por ejemplo. Aunque ya existen tratamientos y medicinas que ayudan a controlarlas, parte básica e indispensable de estos tratamientos los conforman la dieta y el ejercicio. Si usted ha subido considerablemente de peso, sería muy conveniente que consulte a su médico y realice los diferentes estudios y análisis que pueden dictaminar si usted padece de alguna enfermedad que le esté provocando la obesidad, o si como resultado de la obesidad, usted padece alguna de las enfermedades antes mencionadas.

Los medios de publicidad juegan un papel importante en nuestras vidas, ya que gracias a ellos nos enteramos de que la figura ideal tanto de hombres como de mujeres debe ser delgada, quizás hasta "flaca" es lo mejor si hablamos de estética; y como "gordas o gorditas" entonces nos sentimos terriblemente mal. Por ello, decidimos que es necesario iniciar una dieta para recobrar esa figura de hace diez o quince años. Y recurrimos primero a las dietas que la sabiduría popular nos brinda como la Dieta de la Luna, la Dieta de los Nopales, la Dieta de la Sopa, la Dieta verde, la Dieta de frutas, por ejemplo.

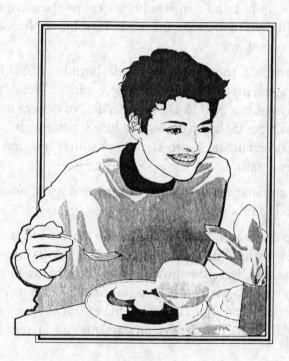

DIETA DE LA LUNA

La Dieta de la Luna consiste en hacer un semi-ayuno a base de líquidos los días de Luna Llena y Luna Nueva, es decir, dos veces al mes.

Está permitido tomar toda clase de líquidos NATURA-LES como agua, jugo de frutas, jugo de verduras, leche, té, y no deberá consumir NADA DE AZÚCAR. No deberá tomar refrescos, ni jugos de lata o embotellados. Si toma leche, ésta deberá ser descremada. Y eso sí, deberá tomar mínimo dos litros de agua natural.

Existen almanaques en los que se sabe el día y la hora del mes en que la Luna será Nueva o Llena.

Los efectos de la Luna se extienden a un día antes y un día después, así que podrá usted prepararse el día anterior con un consumo ligero de alimentos, es decir, bajos en calorías como ensaladas y frutas, de igual manera el tercer día. Por ejemplo, sabemos que la Luna Llena entrará el día 5 a las 10:00 hrs. Entonces podemos prepararnos de la siguiente manera:

Día 4 a las 10:00 hrs.

Desayuno: ensalada de frutas con 50 grs. de queso cottage y una rebanada de pan integral. Una taza de té de manzanilla con una cucharadita de miel de abeja.

Comida: sopa de verduras (col, cebolla, jitomate, apio, acelgas, pimiento morrón verde, ajo); ensalada de verduras (lechuga, cebolla, jitomate, berros, germinado de alfalfa, pepinos, aceite de oliva y una cucharada de vinagre de manzana), nopalitos en ensalada o calabacitas al vapor. Una tortilla tostada.

Cena: un vaso de leche descremada y una manzana.

Tomar mínimo ocho vasos de agua natural.

Día 5, 10:00 hrs. Luna Llena.

Jugos de frutas: naranja, toronja, mandarina, piña, guayaba, papaya, etc. Todos los que desee y cada vez que sienta hambre.

Jugos de verduras y legumbres: zanahoria, jitomate, apio, lechuga, pepino, etc.

Leche descremada.

Té de manzanilla, hierbabuena, limón, etc.

> NO AZÚCAR NI MIEL, IMPORTANTE TOMAR
> MÍNIMO DOS LITROS DE AGUA NATURAL.

Día 6, 10:00 hrs.

Desayuno: una rebanada de papaya, un vaso de jugo de naranja y una rebanada de pan integral con una cucharada de queso cottage.

Almuerzo: ensalada de verduras: lechuga, jitomate, berros, cebolla, germinado de alfalfa, pepinos, aceite de oliva y una cucharada de vinagre de manzana.

Comida: sopa de verduras (cebolla, ajo, col, apio, pimiento morrón verde, jitomate, acelgas), calabacitas o chayotes cocidos al vapor con cebolla y poca sal.

Cena: un vaso de leche descremada y una manzana.

Tomar mínimo ocho vasos de agua.

Al día siguiente comer normal sin excederse en comer pan o tortillas.

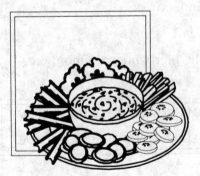

DIETA DE NOPALES

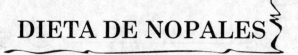

1er. Día:

Desayuno: 1 vaso chico de jugo de naranja, una rebanada de pan integral con dos cucharadas de queso cottage, 1 jitomate en rebanadas y una buena porción de germinado de alfalfa. O 2 claras de huevo a la mexicana con una buena porción de germinado de alfalfa. Una taza de té sin azúcar ni miel.

Colación: licuado de nopal: 1 nopal tierno y chico, 2 zanahorias chicas, o 1 pedacito de piña; 1 rama de apio, 1 rama de perejil, el jugo de un limón. Licuar perfectamente y tomar un vaso sin colar.

Comida: sopa de nopales, ensalada de lechuga, berros, jitomate, cebollas, pepinos y germinado de alfalfa, aceite de oliva y una cucharada de vinagre de manzana o limón. Un chile poblano relleno de queso, 2 tortillas de maíz. Tostadas. Café o té sin azúcar ni miel.

Colación: un vaso de licuado de nopal.

Cena: sopa de nopales, 1 vaso de leche descremada o 1 vaso de leche de soya y una manzana o 1 rebanada de papaya.

Puede beber agua de limón, tamarindo o jamaica sin azúcar ni miel. Beber por lo menos ocho vasos de agua natural al día. Si siente mucha hambre puede comer entre comidas 1 manzana o una ración de papaya o melón.

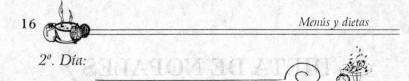
2º. Día:

Desayuno: 1 vaso chico de jugo de naranja, 1 rebanada de pan integral con dos cucharadas de queso cottage, 1 jitomate en rebanadas y una buena porción de germinado de alfalfa, o 2 claras de huevo a la mexicana con una buena porción de germinado de alfalfa. 1 taza de té sin azúcar ni miel.

Colación: 1 vaso de licuado de nopal.

Comida: sopa de verduras ensalada de lechuga, berros, jitomate, cebolla, pepinos, germinado de alfalfa, aceite de oliva y 1 cucharada de vinagre de manzana o limón. Nopales asados (los que quiera) con cebollitas asadas (las que quiera), 100 grs. de filete de pescado al vapor. 2 tortillas de maíz tostadas. Café o té sin azúcar ni miel.

Colación: 1 vaso de licuado de nopal.

Cena: nopales asados con cebollitas asadas, 1 vaso de leche de soya, 1 plátano, café o té sin azúcar ni miel.

Puede beber agua de limón, tamarindo o jamaica sin azúcar ni miel. Beber por lo menos ocho vasos de agua natural al día. Si siente mucha hambre puede comer entre comidas 1 manzana o una ración de papaya o melón.

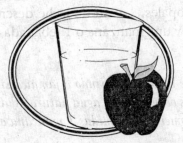

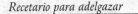

3er. Día:

Desayuno: 1 vaso chico de jugo de naranja, 1 rebanada de pan integral con dos cucharadas de queso cottage, 1 jitomate en rebanadas y una buena porción de germinado de alfalfa, o, 2 claras de huevo a la mexicana con una buena porción de germinado de alfalfa. 1 taza de té sin azúcar ni miel.

Colación: 1 vaso de licuado de nopal.

Comida: crema de calabacitas, ensalada de nopales, ensalada de lechuga, berros, jitomate, cebolla, pepino, germinado de alfalfa con aceite de oliva y 1 cucharada de vinagre de manzana o limón. ½ taza de soya cocinada. Chayotes al vapor. 2 tortillas tostadas. Café o té sin azúcar ni miel.

Colación: 1 vaso de licuado de nopal.

Cena: ensalada de nopales, 1 vaso de leche descremada o leche de soya, 1 manzana.

Puede beber agua de limón, tamarindo o jamaica sin azúcar ni miel. Beber al menos ocho vasos de agua natural al día. Si siente hambre puede comer entre comidas 1 manzana, o 1 ración de papaya o melón.

4º. Día:

Desayuno: 1 vaso de jugo de naranja, 1 rebanada de pan integral con dos cucharadas de queso cottage 1 jitomate en rebanadas y una buena porción de germinado de alfalfa, o, 2 claras de huevo (sin yema) a la mexicana con una buena porción de germinado de alfalfa. 1 taza de té sin azúcar ni miel.

Colación: 1 vaso de licuado de nopal.

Comida: sopa de verduras (col, cebolla, jitomate, acelgas, ajo, pimiento morrón verde, apio y 1 zanahoria rallada), nopales cocinados con chile serrano, cebolla y cilantro. 1 calabacita rellena con 3 cucharadas de tofu. 2 tortillas de maíz tostadas. Café o té sin azúcar ni miel.

Colación: 1 vaso de licuado de nopal.

Cena: nopales con cebolla y cilantro, 1 vaso de leche descremada o 1 vaso de leche de soya, 1 rebanada de papaya o de melón.

Puede beber agua de limón, tamarindo o jamaica sin azúcar ni miel. Beber por lo menos ocho vasos de agua natural al día. Si siente mucha hambre puede comer entre comidas 1 manzana o 1 ración de papaya o melón.

5º. Día:

Desayuno: 1 vaso de jugo de naranja, 1 rebanada de pan integral con 2 cucharadas de queso cottage, 1 jitomate en rebanadas con una buena porción de germinado de alfalfa, o, 2 claras de huevo (sin yema) a la mexicana con una buena porción de germinado de alfalfa. 1 taza de té sin azúcar ni miel.

Colación: 1 vaso de licuado de nopal. .

Comida: sopa de verduras (receta anterior), nopales con verdolagas en salsa verde, ensalada de lechuga, berros, jitomate, cebolla, pepino, germinado de alfalfa con aceite de oliva y 1 cucharada de vinagre de manzana o limón. 100 grs. de filete de pescado al vapor, 2 tortillas de maíz tostadas. Café o té sin azúcar ni miel.

Colación: 1 vaso de licuado de nopal.

Cena: nopales con verdolagas en salsa verde, 1 vaso de leche descremada o 1 vaso de leche de soya. 1 manzana.

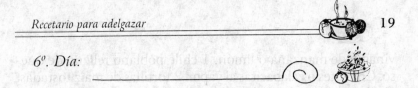

6°. Día:

Desayuno: 1 vaso de jugo de naranja, 1 rebanada de pan integral con 2 cucharadas de queso cottage, 1 jitomate en rebanadas y una buena porción de germinado de alfalfa o 2 claras de huevo (sin yema) a la mexicana con una buena porción de germinado de alfalfa. 1 taza de té sin azúcar ni miel.

Colación: 1 vaso de licuado de nopal.

Comida: crema de calabacitas. Ensalada de lechuga, berros, jitomate, cebolla, pepinos, germinado de alfalfa. Nopales asados con cebollitas asadas. ½ taza de soya cocinada. 2 tortillas de maíz tostadas. Café o té sin azúcar ni miel.

Colación: 1 vaso de licuado de nopal.

Cena: nopales asados con cebollitas asadas, 1 vaso de leche descremada, 1 plátano.

Puede beber agua de limón, tamarindo o jamaica sin azúcar ni miel, beber por lo menos ocho vasos de agua natural al día. Si siente mucha hambre, puede comer entre comidas 1 manzana, o una ración de papaya o de melón.

7°. Día:

Desayuno: 1 vaso chico de jugo de naranja, 1 rebanada de pan integral con dos cucharadas de queso cottage, 1 jitomate en rebanadas y una buena porción de germinado de alfalfa, o, 2 claras de huevo a la mexicana con una buena porción de germinado de alfalfa. 1 taza de té sin azúcar ni miel.

Colación: 1 vaso de licuado de nopal.

Comida: sopa de verduras (receta anterior), ensalada de nopales, ensalada de lechuga, berros, jitomate, cebolla, pepinos, germinado de alfalfa, aceite de oliva y 1 cucharada de vinagre de manzana o limón. 1 chile poblano relleno de queso. Chayotes o calabacitas al vapor. 2 tortillas de maíz tostadas. Café o té sin azúcar ni miel.

Colación: 1 vaso de licuado de nopal.

Cena: ensalada de nopales, 1 vaso de leche descremada o 1 vaso de leche de soya. 1 plátano.

Puede beber agua de limón, tamarindo o jamaica sin azúcar ni miel. Beber por lo menos ocho vasos de agua natural al día. Si siente mucha hambre puede comer entre comidas 1 manzana o 1 ración de papaya o de melón.

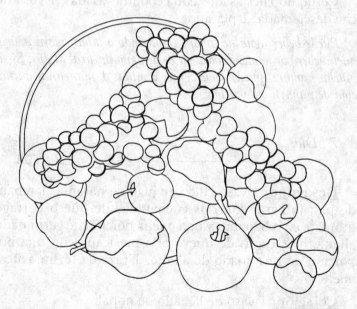

DIETA VERDE

La dieta verde consiste en consumir la mayoría de los alimentos de color verde, principalmente las hojas y de preferencia crudas, como son: lechuga, acelgas, berros, espinacas, verdolagas, quelites, quintoniles, huanzontles, nopales, germinado de alfalfa, etc., también legumbres como calabacitas, pepinos, col, colecitas de brucelas, chiles poblanos, pimientos morrones verdes, chícharos verdes, ejotes, habas verdes, es decir frescas no secas; tomates verdes, chiles verdes, se incluyen alimentos de color claro o blanco como la cebolla, coliflor, jícama, nabos, ajos, frutas como el limón, melón verde y las tunas, queso fresco, requesón o queso cottage, leche búlgara o yogurt natural no industrializado, aceite de oliva y aceitunas verdes, sin rellenar, miel no azúcar.

Esta dieta verde puede hacerse mínimo por siete días, y sirve para desintoxicar el organismo y contribuye a que las personas puedan recuperarse de algunos males y enfermedades cuando se hace por tiempo prolongado.

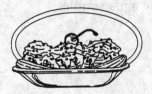

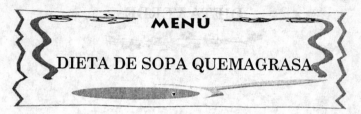

MENÚ

DIETA DE SOPA QUEMAGRASA

Ingredientes:

Cebollas grandes	6
Pimientos verdes	2
Tallos de apio	3
Jitomates frescos	6
Col	¼

Sazonar con sal (muy poca), pimienta, ajo, comino, curry, chile seco a su gusto, etc. Poner a cocer la verdura en el agua. Sazonar a su gusto.

1er. Día:

Consumir sopa lo más que se pueda, cada vez que sienta hambre. Comer una o dos raciones de fruta fresca, excepto plátano, de preferencia papaya, melón o sandía, ya que son frutas bajas en calorías. Jugos naturales, té o café sin azúcar y de 6 a 8 vasos de agua simple.

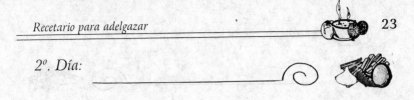

2º. Día:

Consumir sopa lo más que se pueda. Cada vez que sienta hambre. Comer verduras frescas o cocidas al vapor, ensaladas verdes y en la noche una papa asada o cocida con un poco de aceite de oliva. Beba de 6 a 8 vasos de agua simple, café o té sin azúcar.

3er. Día:

Consumir sopa lo más que se pueda, cada vez que sienta hambre. Este día puede comer una combinación de frutas y vegetales, excepto plátano y papas. Beba de 6 a 8 vasos de agua simple, café o té sin azúcar.

4º. Día:

Consumir sopa lo más que se pueda, cada vez que sienta hambre. Este día puede comer hasta tres plátanos y dos vasos de leche descremada. Beba de 6 a 8 vasos de agua simple, café o té sin azúcar.

5º. Día:

Consumir sopa lo más que se pueda, cada vez que sienta hambre. Este día puede consumir hasta medio kilo de carne desgrasada, una ración de soya para los vegetarianos y cinco jitomates crudos. Beba de 6 a 8 vasos de agua simple, café o té sin azúcar.

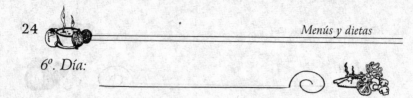

6º. Día:

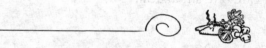

Consumir sopa cuando menos una vez al día. Verduras y una ración de soya. No papas. Beba agua simple de 6 a 8 vasos, café o té sin azúcar.

7º. Día:

Consumir sopa cuando menos una vez al día. Una taza de arroz integral cocido al vapor (tuéstelo hasta que la cascarilla quede de color café), beba jugo de frutas naturales y de 6 a 8 vasos de agua natural, café o té sin azúcar.

Descanse dos días y repita otra semana hasta que baje los kilos que necesita.

Esta dieta está recomendada para las personas que padecen de problemas de corazón, y que deben bajar de peso rápidamente y sin riesgos. Una vez que baje de peso puede hacerla cada vez que lo desee, pero se recomienda concientizar el problema de salud que se tiene para cambiar los hábitos alimenticios. Para tener equilibrio en el peso debe existir equilibrio en la ingestión de alimentos.

NO DEBE CONSUMIR ninguna clase de pan, tortillas, quesos, leguminosas (chícharos, habas, ejotes, frijoles, lentejas), jícamas, zanahorias, cuando se está haciendo esta dieta.

Puede agregar a la sopa brócoli, calabacitas, chayotes. Consulte a su médico.

DIETA DE FRUTAS

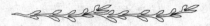

Esta dieta consiste en hacer un semi-ayuno a base de jugo de frutas una vez a la semana, sirve para limpiar el organismo y dejar descansar un poco al sistema digestivo. Debe hacerse de una sola fruta, es decir, de naranjas todo el día, o de papaya todo el día, o de piña todo el día, sin consumir más que agua o un poco de té de manzanilla sin azúcar ni miel.

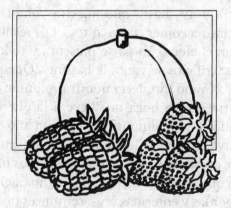

¿QUE HACER PARA BAJAR DE PESO?

Existen un sinnúmero de dietas que nos ayudan a perder peso de manera efectiva, y la mayoría de las personas obesas nos sentimos dichosas al notar que poco a poco vamos bajando de peso, de la talla treinta y seis ya somos talla treinta y cuatro; seis meses después talla treinta y dos y quizás si deseamos seguir bajando, logremos llegar a ser talla treinta. Hasta que... ¡Oh desgracia! Nos confiamos y decidimos un buen día que podemos darnos el gusto de comer una tortillita, pero al probarla no podemos dejar de comerlas, y a una le sigue otra y otra y así, hasta que nuestra voluntad se derrumba y volvemos a comer como antes. Los resultados no se hacen esperar, el efecto Yo-yo se presenta y todo un año de esfuerzos y sacrificios se van a la basura. ¿Qué podemos hacer entonces? ¿Cómo fortalecer nuestra voluntad y no permitir que nuestra propia boca nos lleve a la obesidad que habíamos logrado vencer, aunque fuera por un año o dos? La respuesta es muy compleja y depende del organismo de cada persona. Lo que es cierto es que primero debemos hacer conciencia sobre lo que queremos. Obviamente no queremos ser unas personas gordas y enfermas... y... ¿entonces qué?... aclaremos nuestra mente.

Tenemos tres pasos fundamentales a seguir:

1.- Pensar y analizar.
2.- Planear.
3.- Actuar.

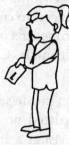

1.- Pensar y analizar

Este es el primer paso a dar, pensar por qué queremos bajar de peso, la razón más fuerte quizá sea la salud o debería serlo, "quiero estar sana", "quiero verme bien", "quiero estar delgada". Si éstas son las primeras palabras, entonces debemos reflexionar: "¿por qué estoy gorda?, ¿qué es lo que está fallando en mí?" En este punto debemos ser exageradamente sinceras. Nadie más que nosotras lo sabrá, las respuestas pueden ser muchas y las soluciones también. "Mi relación personal es atroz, ya no lo quiero ni él me quiere", "en mi trabajo tengo millones de problemas y además de todo mi jefe es una persona horrible a la que le gusta humillar a todos, incluyéndome a mí", "no me alcanza lo que gano para mantener a mi familia y no cuento con mi esposo o con mi esposa para generar más ingresos", "estoy sola o solo, no encuentro a nadie a quien querer ni quien me quiera", como respuesta automática, empezamos a comer de más, pero ésta no es la solución. La solución es enfrentar los hechos, las situaciones y ser congruentes con ellas y dar soluciones verdaderas y definitivas que nos alivien la tensión y nos permitan vivir con cierta tranquilidad.

Comunicación es la palabra clave. Hable con su esposo o esposa y lleguen a un acuerdo para remediar la situación a la que han llegado, hable con su jefe y dígale lo mal que se siente con su actitud y proponga un cambio, inscríbase en un club deportivo, un centro cultural en el cual tenga actividades que le permitan conocer a otras personas y mantenerse ocupada y aléjese de la comida. Comer compulsivamente no es la solución.

Otra razón puede ser el cambio hormonal o algún padecimiento que usted no conoce, y entonces la solución más adecuada es visitar a un médico y que él diagnostique cual es el mejor tratamiento para curarla.

Pero la razón más común es comer de más porque nos gusta. ¡Viva la comida sabrosa! Si este es su caso y no lo sabe porque no se ha dado cuenta... ¡No se ría!... Muchas veces no nos damos cuenta de que estamos comiendo de más. Empiece por hacer una pequeña lista de todo, ¡pero todo! lo que come en el transcurso del día y anote la hora inclusive.

Una mujer empezó muy decidida y su lista del primer día fue la siguiente:

Lunes 12 de enero de 1978

07:00 hrs.: Un vaso de jugo de naranja, un plato de papaya, dos huevos estrellados con tocino y frijoles, dos bolillos, un vaso de leche, una taza de café con azúcar y una concha.

10:00 hrs.: Un café con azúcar y crema y un paquete de donas (4 piezas).

11:00 hrs.: Un paquete de papitas fritas, un paquete de cacahuates y un refresco.

13:00 hrs.: Un plato de sopa de pasta aguada, un plato de sopa de arroz, un plato de guisado de carne con papas y frijoles, 8 tortillas, 3 vasos de agua fresca, un flan y un café con azúcar.

17:00 hrs.: Un vaso de leche con dos panes dulces.

19:00 hrs.: Un vaso de atole, dos quesadillas y frijoles y una manzana ¡para la buena digestión!

Así finalizaba su lista del primer día. Continuó por una semana apuntando hasta el mínimo caramelo que se comía, y cuando terminó y llevó su lista al doctor, se quedó horrorizada de ver cuánto y lo mal que comía. Ella medía tan sólo 1.50 m. y pesaba 75 kg. su primera reacción fue ponerse a llorar, tenía tan sólo 40 años y estaba hecha un adefesio. De inmediato se propuso cambiar sus hábitos alimenticios, pero cada vez que lograba bajar hasta diez kilos, su voluntad se derrumbaba y volvía a los malos hábitos, como consecuencia subía los kilos que tanto trabajo le había costado bajar con un pilón de tres o más kg.

Así nos sucede a muchas mujeres que queremos bajar de peso, empezamos con mucho coraje, con decisión y logramos bajar, pero en cuanto lo logramos, caemos en los viejos y malos hábitos y adiós dieta, adiós delgadez y otra vez nos sumamos a las filas de las "gordas o gorditas".

Cuando esto ha sucedido en varias ocasiones, no queda más remedio que buscar información. Sí, información nutricional. Qué es lo que necesita una persona comer y cuánto para considerarse una persona sana y por consiguiente estar delgada. En este momento un gran paso se ha dado. Comer para vivir y no vivir para comer. Nutrirse para estar sano y obviamente delgado.

El género humano necesita de cuatro grupos alimenticios para vivir correctamente, y conocer **la pirámide de la nutrición** nos da la pauta y las raciones también que debe consumir una persona adulta para estar bien nutrida y bajar de peso.

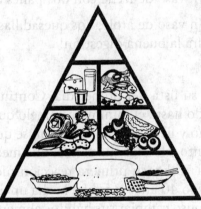

Se puede apreciar en esta pirámide que los cereales ocupan el primer piso, pero sería conveniente consumirlos completos, es decir, integrales, ya que de esta manera conservan toda su riqueza en minerales y vitaminas. Se pueden comer todos los días, pero siempre vigilando las cantidades. En el siguiente piso, el segundo, encontramos a las frutas y verduras, las cuales aportan una cantidad importante de vitaminas y cereales y con ellos forman la parte esencial de una alimentación saludable. Estas pueden comerse todos los días, pero tenga mucho cuidado ya que no todas las frutas y verduras tienen el mismo valor calórico, por ejemplo, un aguacate tiene 190 calorías mientras que un jitomate solamente tiene 20. Si se pone a dieta para bajar de peso, la elección obvia tendría que ser un jitomate, es lo mismo que sucede por ejemplo con las cebollas, una cebolla tiene 50 calorías, pero si usted la come como aros de cebolla fritos, entonces el contenido calórico sube y cada aro, sí cada aro contiene 175 calorías. La elección también es obvia. En el siguiente nivel, el tercer piso, encontramos las carnes y los huevos, es decir las proteínas. Son necesarios, pero deben consumirse con mucho cuidado y ahora, pueden encontrarse sustitutos de la proteína animal en la soya texturizada o en el gluten de trigo, en los vegetales y los cereales, todo es saber combinar correctamente los alimentos para tener los aminoácidos esenciales y estar bien nutrido. En este piso también encontramos los productos lácteos, que son una fuente de calcio y vitaminas especialmente. En el cuarto piso encontramos las grasas y los azúcares, que en realidad se consideran como un agregado más que como un grupo de alimentos, y de los cuales se aconseja comer lo menos posible de ellos, ya que su aporte se cubre normalmente con la ingestión de alimentos de los otros grupos.

En las dietas para bajar de peso, se acostumbra medir el consumo de alimentos por medio de calorías. A continuación encontrará unas tablas con alimentos y su aporte de calorías, de proteínas, de grasas y de hidratos de carbono.

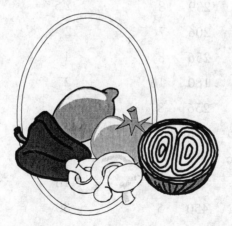

TABLA DE CONTENIDOS NUTRICIONALES

100 GRS. ALIMENTOS	CAL.	PRO-TEÍNAS	GRA-SAS	HIDR. CARB.
CEREALES:				
Arroz integral	351	7	2	35
Arroz pulido	345	7	0.5	78
Harina de arroz	345	7	0.5	70
Avena	363	13	7	62
Pasta de trigo (cocida al dente)	346	4	1	24
sémola	333	11	1	70
pan blanco	239	8	2.5	46
pan integral	206	7	2	30
croissants	256	8	4	47
pan francés	180	16	2	56
pan tostado	256	8	4	47
galletas trigo	318	7	10	75
galletas trigo integral	452	9	16	68
pastel crema	450	5	30	40
pastel fruta	156	2	1	25

100 GRS. ALIMENTOS	CAL.	PRO-TEÍNAS	GRA-SAS	HIDR. CARB.
FRUTAS:				
Aguacate	100	2	9	6
Arándanos	22	0.5	0	5
Cerezas	42	0.5	0	10
Ciruelas	42	0.5	0	10
Chabacanos	44	1	0	10
Duraznos	40	0.5	0	10
Frambuesas	22	1.4	0	4
Fresas	23	0.5	0	5
Higos	78	1.3	0.5	17
Limones	14	0.5	0	3
Mandarinas	34	0.5	0	8
Manzanas	40	0	0	12
Melocotones	35	0.5	0	8
Melones	15	0.5	0	8
Naranjas	37	0.5	0	10
Peras	41	0.5	0	10
Piñas	50	0.5	0	12
Plátanos	92	1	0	22
Toronjas	30	0.5	0	7
Uvas	66	0.5	0	16
ENLATADAS:				
Duraznos	86	0.5	0	21
Cerezas	80	1	0	19

100 GRS. ALIMENTOS	CAL.	PRO-TEÍNAS	GRA-SAS	HIDR. CARB.
Coctel frutas	70	0.5	0	17
Peras	80	0	0	20
Piña	84	0	0	21

FRUTAS SECAS:

Chabacanos	200	5	0	45
Ciruelas	188	2	0	45
Higos	256	4	0	60
Manzanas	266	1.5	0	65
Pasas	308	2	0	75
Peras	208	2.5	0	50
Dátiles	298	1.5	0	73
Almendras	591	19	55	5
Avellanas	620	14	60	6
Cacahuates	655	27	55	13
Castañas	165	4	1	35
Coco	388	4	40	3
Nuez del Brasil	674	15	66	5
Pistaches	638	13	60	20
Semillas de Girasol	524	27	36	23
Semillas de Ajonjolí	594	20	50	16

100 GRS. ALIMENTOS	CAL.	PRO-TEÍNAS	GRA-SAS	HIDR. CARB.
VERDURAS:				
Alcachofa	56	2.3	0	11
Acelgas	10	1	0	3
Apio	12	1	0	2
Berenjena	14	0.5	0	3
Berros	10	2	0.5	0.5
Betabel	36	2	0	7
Brócoli	33	3.5	0	7
Calabacitas	7	0.5	0	1
Cebolla	44	1	0	10
Col	33	3	0.5	4
Col china	12	1	0	2
Colecitas de Bruselas	41	4	0.5	5
Coliflor	20	2	0	3
Colinabo	24	2	0	4
Champiñones	20	4	0	1
Chícharos	60	5	0	10
Ejotes	32	3	0	5
Elote	101	3	1	20
Endibias	16	1	0	3
Escarola	14	2	0	1
Espárragos	20	2	0	3
Espinacas	10	2	0	0.5
Habas	36	5	0	4

100 GRS. ALIMENTOS	CAL.	PROTEÍNAS	GRASAS	HIDR. CARB.
Hojas de nabo	10	2	0	0.5
Jitomate	20	1	0	3
Pepino	6	0.5	0	1
Perejil	25	4	0.5	1
Pimiento morrón Rojo	29	1	0	6
Pimiento morrón Verde	16	1	0	3
Papa cocida	84	2	0	19
Papa frita	312	4	16	38
Puré papa	105	3	3	18
Papa al horno	160	2	9	20
Papas chips	545	5	37	48
Poro	28	2	0	5
Tomate verde	16	1	0	3
Verdolagas	8	1	0	1
Zanahoria	28	1	0	6

ENLATADOS:

	CAL.	PROTEÍNAS	GRASAS	HIDR. CARB.
Cebollitas	30	0.5	0	7
Champiñones	24	3	0	3
Espárragos	16	1	0	3
Chícharos	81	5	0.5	14
Pepinillos	6	0.5	0	1
Puré de tomate	68	3	0	14

100 GRS. ALIMENTOS	CAL.	PRO-TEÍNAS	GRA-SAS	HIDR. CARB.
LEGUMBRES:				
Chícharos	270	20	1.5	43
Frijoles	266	20	0.5	43
Garbanzos	270	21	1.5	43
Lentejas	270	21	1.5	43
CARNES Y EMBUTIDOS:				
Bistec de res	124	22	4	0
Filete	200	19	13	0
Hígado	133	13	5	2
Bistec ternera	102	21	2	0
Bistec cerdo	161	20	9	0
Jamón	280	16	24	0
Salchichas	250	14	32	0
Tocino	620	8	65	0
Paté de hígado	325	14	29	2
Conejo	174	21	10	0
Pato	341	20	29	0
Pavo	143	20	7	0
Pollo	170	23	1	0
Pechuga de Pollo	99	23	1	0
Almejas	49	6	1	4
Anchoas	208	16	16	0
Atún	76	18	0.5	0

100 GRS. ALIMENTOS	CAL.	PROTEÍNAS	GRASAS	HIDR. CARB.
Bacalao	338	80	2	0
Camarones	90	18	2	0
Carpa	115	18	5	0
Cangrejo	80	16	2	0
Caviar	140	10	10	0
Lenguado	76	18	0.5	0
Lucio	76	18	0.5	0
Mejillones	57	10	1	2
Salmón ahum.	255	25	20	0
Salmón fresco	208	16	16	0
Trucha	102	20	3	0

REFRESCOS Y BEBIDAS:

	CAL.	PROTEÍNAS	GRASAS	HIDR. CARB.
Agua mineral	0	0	0	0
Con gas	0	0	0	0
De cola	44	0	0	11
Cola light	17	0	0	3
Limonada	48	0	0	12
Sin azúcar	12	0	0	3
Naranjada	48	0	0	12
Sin azúcar	12	0	0	2.8

Jugo de frutas frescas

	CAL.	PROTEÍNAS	GRASAS	HIDR. CARB.
De mandarina	44	0.6	0	9.6

100 GRS. ALIMENTOS	CAL.	PRO-TEÍNAS	GRA-SAS	HIDR. CARB.
de manzana	40	0	0	10
de naranja	47	0	0.7	10.5
de toronja	39	0	0	9.8
de jitomate	20	1	0	4
jugo de frutas enlatado				
de naranja	239	3.3	1	53.5
de toronja	58	0.5	0	13.7
de uva	74	0.5	0	18
SOYA TEXTURIZADA		88.3	3.4	0

NOTA:

Es importante hacer notar que la soya contiene 10 de los aminoácidos que el cuerpo requiere para su buen funcionamiento, estos son: Histidina, Isoleucina, Leucina, Lisina, metionina + cistina, fenilalanina + tirosina, treonina, triptófano, valina.

Cuando se inicia un régimen para adelgazar, es recomendable no ingerir bebidas alcohólicas, ya que aportan muchas calorías innecesarias. También se sugiere una lista de alimentos que no se deben consumir mientras se encuentre dentro del período de dieta.

ALIMENTOS PROHIBIDOS
DURANTE LA DIETA

Bebidas alcohólicas.

Postres preparados.

Crema, nata y quesos grasos.

Comidas preparadas con mantequilla o grasas.

Pasteles y galletas.

Papas fritas de paquete, al igual que otros productos similares.

Cacahuates salados y otras nueces.

Papas fritas y doradas al horno.

Pan blanco y pan de dulce.

Golosinas como caramelos, chocolates, paletas, helados, etc.
Toda clase de productos cárnicos embutidos.

Pescados grasos.

Sopas y salsas ricas en grasas como la mayonesa, por ejemplo.

Analice muy bien en los alimentos de los cuales consiste su alimentación "normal, común y corriente" y compárelos con la lista de alimentos anterior. Con estos datos usted podrá darse cuenta de lo que sí debe comer y lo que no necesita comer. Ya lo pensó y lo analizó correctamente, ahora el siguiente paso es:

2.- Planear

Llegó el momento de planear, es decir, tiene usted que establecer una línea de ataque a la gordura, pero para lograrlo primero tiene que realizar lo que vulgarmente se llama un "lavado de cerebro", tiene que estar plenamente convencida de que quiere adelgazar, de que va a lograrlo porque usted tiene una voluntad tan fuerte como el acero con la que logrará bajar los kilos que tiene de más y todo lo que usted se proponga. ¿En realidad piensa y desea usted adelgazar y mantenerse así para siempre? ¡Usted puede hacerlo! Únicamente necesita imaginarse delgada una y otra vez, siéntase delgada, deje reposar esta imagen en su mente y grábeselo perfectamente. Retroaliméntese, ponga en un lugar visible una fotografía suya cuando era delgada y mírela continuamente. Todas las noches antes de acostarse piense que el día de mañana cambiará sus hábitos alimenticios y cuando se levante dígase: "el día de hoy soy fuerte y he cambiado mis malos hábitos alimenticios por unos mejores, sanos y que me permiten alimentarme nutritivamente. Hoy adelgazaré más que ayer y así me mantendré". Recuerde que para triunfar necesita ser constante. Lo siguiente es saber cuánto pesa y lo que debe pesar. El peso ideal o deseable varía de una persona a otra, pero se han establecido parámetros tanto para hombres como para mujeres en diferentes tallas y constituciones.

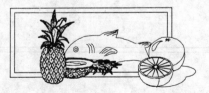

TABLA DE PESOS IDEALES

HOMBRES	CONSTITUCIÓN		
ESTATURA	DELGADA	MEDIA	ROBUSTA
1.55	48	53	58
1.57	49	54	60
1.60	50	56	62
1.62	51	57	63
1.65	53	59	65
1.67	54	61	67
1.70	56	63	69
1.72	58	64	71
1.75	59	66	73
1.77	62	68	75
1.80	63	70	78
1.83	65	73	79
1.86	67	74	82
1.88	69	77	84
1.91	71	79	87
1.93	73	81	89

MUJERES	CONSTITUCIÓN		
ESTATURA	DELGADA	MEDIA	ROBUSTA
1.42	39	44	48
1.45	40	45	50
1.47	42	46	51
1.50	43	48	53
1.52	44	49	54
1.55	45	50	55
1.57	47	52	57
1.60	48	54	59
1.62	50	56	62
1.65	51	58	63
1.67	53	60	65
1.70	56	62	67
1.72	57	63	69
1.75	58	65	71
1.77	60	67	73
1.79	62	69	75

NOTA:

Es muy importante que cuando se pese siempre sea en la misma báscula, a la misma hora, por ejemplo por la mañana antes de desayunar y de preferencia desnudo o siempre con la misma ropa.

Bien, ahora, ¿cómo puede usted calcular las calorías que debe contener su dieta? Mida su estatura y consulte en las tablas cuál debe ser su peso ideal. Si tiene exceso de peso, multiplique su peso ideal por 20, por ejemplo:

70 kg X 20 = 1400 calorías

si se encuentra bajo de peso, multiplique su peso ideal por 30, por ejemplo:

55 kg X 30 = 1650 calorías

Si se encuentra en su peso ideal, trate de conservarlo y cuando decida modificar su dieta que sea únicamente por prescripción médica.

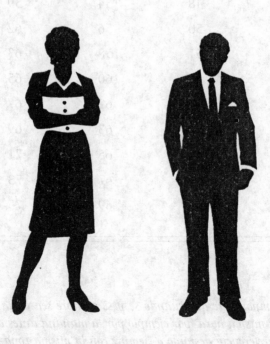

EL EJERCICIO
Y SU IMPORTANCIA

El sedentarismo es un mal que se ha propagado en los tiempos actuales y fiel amigo y compañero de los obesos. Si usted se encuentra entre las filas de aquellos que detestamos hacer ejercicio, es un buen momento para que lea esto: el ejercicio moderado quema suficientes calorías para que podamos adelgazar con armonía y equilibrio.

Existe mucha gente que se somete a dietas estrictas para bajar de peso y se olvida de hacer ejercicio, sabiendo o queriendo ignorar que las actividades físicas son fundamentales a la hora de quemar grasas.

El ejercicio es un verdadero aliado en la lucha diaria por bajar los kilos de más. Es aconsejable pues dedicar un tiempo mínimo de 30 minutos y un máximo de 1 hora, 3 ó 4 veces por semana al ejercicio físico, puesto que no solamente quemará la grasa excedente sino que reafirmará los músculos.

Si hace tiempo que usted no practica ningún ejercicio, empiece por lo más simple y sencillo: caminar. Durante la primera semana camine veinte minutos el primer día y el siguiente descanse. Agregue 10 minutos cada tercer día hasta que complete una hora de caminata. Si ya se decidió a realizar algo más que una caminata, antes de empezar recuerde que es sumamente importante el ejercicio de calentamiento y estiramiento. Y cuando haya terminado camine cinco minutos más para enfriar el cuerpo poco a poco.

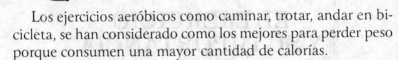
Los ejercicios aeróbicos como caminar, trotar, andar en bicicleta, se han considerado como los mejores para perder peso porque consumen una mayor cantidad de calorías.

Otro más de los beneficios que reporta el hacer ejercicio físico es el de mejorar las condiciones cardiovasculares y pulmonares. Planee junto con su médico, un plan de ejercicios físicos adecuados a su peso y a su edad. El siguiente paso es el de la acción.

3.- Actuar

Este es el paso más difícil de dar, para adelgazar no es suficiente ser optimista y decir "voy a adelgazar", es necesario actuar, ponerse a dieta con un régimen completo y balanceado y un programa de ejercicios para complementar su dieta.

Adelgazar de manera permanente requiere no sólo de optimismo, deseos, pensamientos y análisis sino de una acción determinada, bien formulada y llena de constancia y firmeza. Imagínese delgada nuevamente y tenga siempre presente que la armonía de líneas y esbeltez de su cuerpo, al igual que la salud, sólo se aprecian cuando se han perdido. Si se siente gorda y está gorda e insatisfecha, este es el momento justo para empezar teniendo siempre presente que adelgazar rápido será una medida temporal y lógicamente su resultado será temporal también. Adelgazar despacio será una medida que nos dará resultados permanentes, será una nueva vida, un cambio permanente, un estilo de vida en el que "aprender a comer" será la premisa más importante. No importa cuántas veces haya fracasado, lo esencial es que en esta ocasión tenga la determinación suficiente y actúe, siempre actúe. El siguiente recetario le ayudará a mejorar su alimentación y a reducir su peso y sus medidas. ¡Adelante, buen provecho y buena suerte!

DIETAS DE
REDUCCIÓN DE PESO

MENÚ DIETÉTICO
VEGETARIANO

1er. Día:

Desayuno: cóctel de frutas elaborado con: 1 naranja, ¼ de melón, 1 rebanada de sandía, 1 rebanada de piña, 1 sandwich de huevo con pan integral y 1 vaso de leche descremada.

Colación: 1 gelatina baja en calorías y agua de frutas sin azúcar ni miel.

Comida: 1 manzana, 1 plato chico de espagueti sin crema, 1 chile poblano relleno de queso blanco (30 grs.) ½ taza de frijoles de la olla.

Colación: 1 naranja, agua de frutas sin azúcar ni miel.

Cena: ½ taza de cereal integral, 1 taza de leche descremada y 6 fresas.

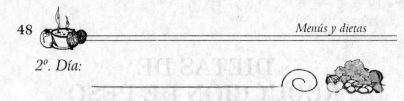

2º. Día:

Desayuno: ½ melón con 30 grs. de queso cottage, 1 vaso de licuado de leche con seis fresas sin azúcar ni miel y una rebanada de pan integral.

Colación: 1 plato de ensalada de lechuga y jitomate y agua de frutas sin azúcar ni miel.

Comida: 1 coctel chico de frutas, 1 taza de sopa de chícharos, 1 taza de arroz integral al vapor, 2 quesadillas de papa sin freír, 30 grs. de queso blanco en caldillo de jitomate y agua de tamarindo sin azúcar ni miel.

Colación: 1 naranja y agua de frutas sin azúcar ni miel.

Cena: 1 taza de yogurt descremado y ½ taza de cereal integral.

3er. Día:

Desayuno: coctel de frutas con 1 naranja, ¼ de melón, 1 rebanada de sandía, 1 rebanada de piña, 1 sandwich de huevo con pan integral y 1 vaso de leche descremada.

Colación: 1 gelatina baja en calorías y agua de frutas sin azúcar ni miel.

Comida: 1 manzana, 1 plato chico de espaguetti sin crema, un chile relleno con 30 grs. de queso blanco y ½ taza de frijoles de la olla.

Colación: 1 naranja y agua de frutas sin azúcar ni miel.

Cena: ½ taza de cereal integral, 1 taza de leche descremada y 6 fresas.

4º. Día:

Desayuno: ½ melón con 30 grs. de queso cottage, 1 vaso de licuado de leche descremada con seis fresas y 1 rebanada de pan integral.

Colación: 1 plato de ensalada de lechuga y jitomate y agua de frutas sin azúcar ni miel.

Comida: 1 coctel chico de frutas, 1 taza de sopa de chícharos, 1 taza de arroz integral cocido al vapor, dos quesadillas de papa sin freír, 30 grs. de queso blanco en caldillo de jitomate y agua de tamarindo sin azúcar ni miel.

Colación: 1 naranja y agua de frutas sin azúcar ni miel.

Cena: 1 taza de yogurt descremado y ½ taza de cereal integral.

5º. Día:

Desayuno: 1 coctel de frutas con 1 naranjá, ¼ de melón, 1 rebanada de sandía, 1 rebanada de piña, 1 sandwich de huevo con pan integral y 1 vaso de leche descremada.

Colación: 1 gelatina baja en calorías y agua de frutas sin azúcar ni miel.

Comida: 1 manzana, 1 plato chico de espagueti sin crema, 1 chile relleno con 30 grs. de queso blanco y ½ taza de frijoles de la olla.

Colación: 1 naranja y agua de frutas sin azúcar ni miel.

Cena: ½ taza de cereal integral, 1 taza de leche descremada y 6 fresas.

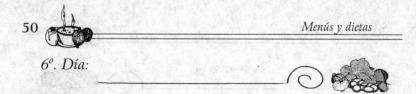

6°. Día:

Desayuno: ½ melón con 30 grs. de queso cottage, 1 vaso de licuado de leche descremada con seis fresas sin azúcar ni miel y 1 rebanada de pan integral.

Colación: 1 plato de ensalada de lechuga y jitomate y agua de frutas sin azúcar ni miel.

Comida: 1 coctel chico de frutas, 1 taza de sopa de chícharos, 1 taza de arroz integral cocido al vapor, 2 quesadillas de papa sin freír, 30 grs. de queso blanco en caldillo de jitomate y agua de tamarindo sin azúcar ni miel.

Colación: 1 naranja y agua de frutas sin azúcar ni miel.

Cena: 1 taza de yogurt descremado y ½ taza de cereal integral.

7°. Día:

Desayuno: 1 vaso de licuado de leche descremada con 1 plátano y 1 pieza de pan de dulce.

Colación: 1 taza de zanahorias ralladas y agua de frutas sin azúcar ni miel.

Comida: 1 coctel chico de frutas, 1 taza de sopa de hongos, 1 plato de nopales a la mexicana con queso fresco, 3 tortillas, 1 chile relleno con queso y ½ taza de frijoles de la olla.

Colación: 1 plato de ensalada de brócoli y calabacitas al vapor.

Cena: coctel de frutas, leche descremada y 1 rebanada de pan tostado.

Es importante tomar agua suficiente, mínimo 8 vasos. Consulte a su médico.

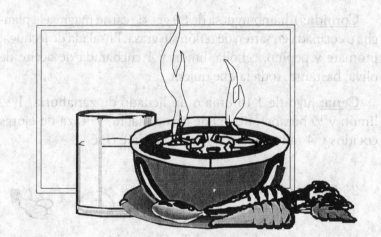

MENÚ CLÁSICO

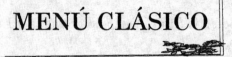

1er. Día:

½ hora antes de desayunar beba ½ vaso de agua caliente con el jugo de 3 limones.

Desayuno: 3 duraznos maduros, ½ vaso de leche descremada y café o té sin azúcar y sin miel.

Comida: 1 hamburguesa de 80 grs. de carne magra a la plancha o cocinada en sartén de teflón sin grasa. Ensalada de lechuga, jitomate y pepino, cebolla, limón y 1 cucharada de aceite de oliva, bastante, toda la que quiera.

Cena: jugo de 1 toronja o un licuado de zanahoria, 1 ½ limón y ½ betabel, 80 grs de carne magra, ½ taza de ejotes cocidos y 4 tallos de apio sin hojas. Café o té.

2º. Día:

½ hora antes de desayunar beba ½ vaso de agua caliente con el jugo de 3 limones.

Desayuno: 1 huevo cocido o tibio, 1 rebanada de pan integral y ½ vaso de leche descremada. Café o té sin miel y sin azúcar.

Comida: 1 salchicha cocida, 8 ó 10 espárragos cocidos, ensalada de lechuga, jitomate, cebollas y pepinos.

Cena: 1 taza de caldo de verduras, 100 grs. de hígado de res o de ternera y ½ taza de coliflor cruda o hervida. Café o té sin azúcar ni miel.

3er. Día:

½ hora antes de desayunar beba ½ vaso de agua caliente con el jugo de 3 limones.

Desayuno: 1 vaso de jugo de jitomate y café o té sin azúcar ni miel.

Comida: 1 bistec de 80 grs., ½ taza de ejotes cocidos y ¼ de pieza de col picada con jugo de limón. Una bebida dietética.

Cena: 1 taza de caldo de verduras, ensalada de lechuga, pepinos, pimientos verdes, rábanos con limón y aceite de oliva, 1 costilla de res asada y café o té.

4º. Día:

½ hora antes de desayunar beba ½ vaso de agua caliente con el jugo de 3 limones.

Desayuno: 1 huevo cocido o tibio, 1 rebanada de pan integral o pan tostado, ½ vaso de leche descremada y café o té sin azúcar ni miel.

Comida: hamburguesa de 80 grs. asada, ½ taza de espinacas, acelgas o quelites cocidos al vapor y 4 tallos de apio sin hojas y 1 bebida dietética.

Cena: 1 taza de caldo de verduras, ½ pechuga de pollo asada, ensalada de lechuga, jitomate, pepinos, rabanitos, perejil con limón y aceite de oliva, ½ naranja y café o té sin azúcar ni miel.

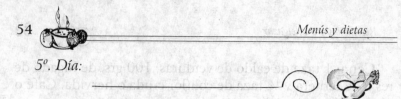

5º. Día:

½ hora antes de desayunar beba ½ vaso de agua caliente con el jugo de 3 limones.

Desayuno: 1 huevo cocido o tibio, 1 rebanada de pan integral o pan tostado, ½ vaso de leche descremada y café o té sin azúcar ni miel.

Comida: 1 huevo cocido, ½ taza de espinacas cocidas al vapor y 1 bebida dietética.

Cena: 1 taza de caldo de verduras, 100 grs. de pescado a la parrilla o cocido con jugo de limón, ensalada de col picada con zanahoria rallada, pimientos verdes, perejil, aceite de oliva y jugo de limón y café o té sin azúcar ni miel.

6º. Día:

½ hora antes de desayunar beba ½ vaso de agua caliente con el jugo de 3 limones.

Desayuno: 1 naranja o ½ toronja y café o té con leche descremada sin azúcar ni miel.

Comida: 80 grs. de filete sin grasa asado a la parrilla, ¼ de pieza de col picada, ½ taza de ejotes cocidos y 1 bebida dietética.

Cena: 1 vaso de jugo de jitomate o un licuado de zanahoria, naranja y betabel. 1 costilla de ternera asada, 8 o 10 espárragos cocidos y café o té sin azúcar ni miel.

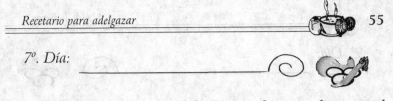

7º. Día:

½ hora antes de desayunar beba ½ vaso de agua caliente con el jugo de 3 limones.

Desayuno: 1 vaso de jugo de toronja o 1 licuado de zanahoria, naranja y betabel, 1 huevo cocido o tibio, ½ taza de leche descremada y café o té sin azúcar ni miel.

Comida: 1 taza de caldo de verduras, 1 pechuga de pollo asada a la parrilla, ½ taza de acelgas, espinacas o quelites al vapor, 1 jitomate en rebanadas y una bebida dietética.

Cena: 1 bistec de res de 80 grs., ½ taza de ejotes cocidos. 1 fruta de la estación o 1 durazno y café o té sin azúcar ni miel.

8º. Día:

½ hora antes de desayunar beba ½ vaso de agua caliente con el jugo de 3 limones.

Desayuno: 1 huevo cocido o tibio, 1 rebanada de pan integral o pan tostado, café o té con leche descremada sin azúcar ni miel.

Comida: 1 huevo cocido o tibio, ensalada con 1 jitomate grande en rebanadas, ½ pieza de col picada, perejil, pimientos verdes, jugo de limón y aceite de oliva y una bebida dietética.

Cena: 1 vaso de jugo de naranja o 1 licuado de zanahoria, naranja y betabel, 1 bistec de 80 grs. asado, 4 tallos de apio sin hojas, 1 fruta de la estación y café o té sin azúcar ni miel.

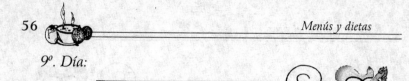

9º. Día:

½ hora antes de desayunar beba ½ vaso de agua caliente con el jugo de 3 limones.

Desayuno: 1 licuado de zanahoria, naranja y betabel, ½ vaso de leche descremada y café o té sin azúcar ni miel.

Comida: hamburguesa de 80 grs. asada, ½ taza de col cocida y una bebida dietética.

Cena: 1 vaso de jugo de jitomate, 100 grs. de hígado de res o de ternera y café o té sin azúcar ni miel.

10 º. Día.

½ hora antes de desayunar beba ½ vaso de agua caliente con el jugo de 3 limones.

Desayuno: 1 licuado de zanahoria, naranja y betabel, ½ taza de leche descremada y café o té sin azúcar ni miel.

Comida: 2 huevos cocidos o tibios, ½ pieza de col picada con jugo de limón, 1 jitomate mediano rebanado y 1 bebida dietética.

Cena: 1 taza de caldo de verduras, 1 bistec de res de 80 grs. asado a la parrilla, ensalada de lechuga, pepino, jitomate y perejil con limón y aceite de oliva y café o té sin azúcar ni miel.

DIETA ESPECIAL
PARA BAJAR
LA GRASA ABDOMINAL

1er. Día:

Desayuno: 1 taza de té con leche descremada sin azúcar ni miel y 4 galletas de trigo integral untadas con 1 cucharada de queso blanco descremado.

Colación: 1 manzana.

Comida: 1 taza de caldo de verduras, ¼ de pollo sin piel asado a la parrilla, ensalada de jitomate y zanahoria rallada y 1 naranja.

Colación: 1 taza de té con leche descremada sin azúcar ni miel y 1 rebanada de pan integral con una rebanada de queso blanco descremado.

Cena: 1 taza de caldo de verduras, 1 plato de calabacitas al vapor y 1 gelatina baja en calorías.

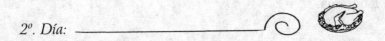

2º. Día:

Desayuno: 1 taza de té con leche descremada sin azúcar ni miel, 1 rebanada de pan negro con requesón descremado y 1 cucharadita de mermelada light.

Colación: 1 pera.

Comida: 1 taza de caldo de verduras, 1 ración (80 grs.) de lomo mechado con una ensalada de ejotes cocidos al vapor y 1 ensalada de frutas.

Colación: 1 taza de té con leche descremada sin azúcar ni miel y 4 galletitas de salvado con 1 cucharada de queso blanco descremado para untar.

Cena: 1 taza de caldo de verduras, soufflé de berenjenas y 1 mandarina.

3er. Día:

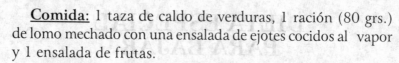

Desayuno: 1 taza de té con leche descremada sin azúcar ni miel y 1 rebanada de pan negro con 2 rebanadas de queso blanco descremado.

Colación: 1 taza de yogurt descremado con fruta.

Comida: 1 taza de caldo de verduras, 100 grs. de filete de pescado asado con calabacitas y 1 pera.

Colación: 1 taza de té con leche descremada sin azúcar ni miel, 4 galletitas de trigo integral con 1 cucharada de queso blanco para untar descremado y 1 cucharada de mermelada light.

Cena: 1 taza de caldo de verduras, panaché de verduras y 1 naranja.

4º. Día:

Desayuno: 1 taza de té con leche descremada sin azúcar ni miel y 1 rebanada de pan negro con 1 cucharada de requesón descremado.

Colación: 1 coctel de frutas.

Comida: 1 taza de caldo de verduras, 1 hamburguesa con ensalada mixta y 1 gelatina baja en calorías.

Colación: 1 taza de té con leche descremada y 1 rebanada de pan integral con 1 rebanada de queso blanco descremado.

Cena: 1 taza de caldo de verduras, 2 calabacitas rellenas de requesón y una toronja chica.

5º. Día:

Desayuno: 1 taza de té con leche descremada sin azúcar y sin miel, 1 rebanada de pan integral con 1 cucharada de queso blanco para untar y una cucharadita de mermelada light.

Colación: 1 vaso de jugo de naranja.

Comida: 1 taza de caldo de verduras, 1 pieza de pollo cocinada a su gusto y 1 taza de yogurt descremado con fruta.

Colación: 1 taza de té con leche descremada sin azúcar ni miel y 4 galletas integrales con una cucharada de requesón descremado.

Cena: 1 taza de caldo de verduras, 1 jitomate relleno de atún y 1 pera.

6º. Día:

Desayuno: 1 taza de té con leche descremada sin azúcar ni miel, 4 galletitas integrales con una cucharada de queso blanco descremado para untar y una cucharadita de mermelada light.

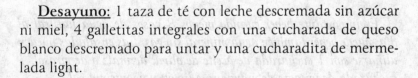

Colación: 1 manzana.

Comida: 1 taza de caldo de verduras, 1 filete de mero al horno con ensalada de apio, manzana y zanahoria rallada y 1 taza de yogurt descremado con fruta.

Colación: 1 taza de té con leche descremada sin azúcar ni miel y 1 rebanada de pan negro con dos rebanadas de queso blanco descremado.

Cena: 1 taza de caldo de verduras, soufflé de espinacas y 1 naranja.

7º. Día:

Desayuno: 1 taza de té con leche descremada sin azúcar ni miel y 1 rebanada de pan negro con 1 cucharada de requesón descremado.

Colación: 1 manzana.

Comida: 1 taza de caldo de verduras, 1 plato chico de ravioles de requesón y verdura con salsa de tomate casera y 1 plato chico de ensalada de frutas.

Colación: 1 taza de té con leche descremada sin azúcar ni miel, 4 galletitas integrales con 1 cucharada de queso para untar y una cucharada de mermelada light.

Cena: 1 taza de caldo de verduras, 1 huevo cocido relleno con queso para untar descremado y la propia yema, ensalada de lechuga escarola y cebollas y 1 kiwi.

Es importante beber cuando menos 8 vasos de agua natural al día, puede beber también agua mineral sin gas. Las ensaladas pueden aliñarse con 1 cucharada de aceite de oliva, de maíz o de girasol, 1 cucharada de vinagre de manzana o limón y poquísima sal.

MENÚ REDUCTIVO VEGETARIANO

1er. Día: _____

½ *hora antes de desayunar beba 1 vaso de agua caliente con el jugo de 3 limones.*

Desayuno: 1 vaso de jugo de jitomate natural, 1 plato de ensalada de manzana, apio, lechuga picados. Puede sazonar con 1 cucharada de aceite de oliva.

Colación: 1 vaso de jugo de fresas.

Comida:

½ *hora antes de comer beba un vaso de agua caliente con el jugo de 3 limones.*

1 plato de caldo de verduras con 1 hoja de algas marinas, 1 ensalada elaborada con 1 manojo de berros, únicamente las hojas, lechuga, 1 rebanada de aguacate, jugo de limón al gusto y salsa de soya y 1 jitomate maduro y grande en rebanadas con cebolla y perejil.

Colación: 1 vaso de jugo de fresas.

Cena: 1 ensalada de lechuga, jitomates y cebollas.

2º. Día: _____

½ *hora antes de desayunar beba un vaso de agua caliente con el jugo de 3 limones.*

Desayuno: 1 vaso de jugo de zanahoria con 1 tallo de apio y ½ manzana y ½ manzana rallada con apio muy bien picado.

Colación: duraznos maduros a su gusto.

Comida:

½ hora antes de comer beba 1 vaso de agua caliente con el jugo de 3 limones.

1 plato de caldo de verduras, 1 plato de ensalada de calabacitas y jitomates rallados con cebolla, cilantro picado, germinado de alfalfa, aderezado con jitomate, ajo y perejil muy bien licuados con 1 cucharadita de aceite de oliva y 1 vaso de jugo de naranja.

Colación: 1 vaso de jugo de zanahoria, 1 tallo de apio y ½ manzana.

Cena: 1 plato de ensalada de lechuga, pepino, jícama y zanahoria y 1 manzana rallada.

3er. Día:

½ hora antes de desayunar beba 1 vaso de agua caliente con el jugo de 3 limones.

Desayuno: 1 vaso de jugo de toronja con ½ nopal tierno licuado, beba sin colar, ½ taza de arroz integral hervido con leche descremada, ½ cucharadita de miel, 1 cucharada de pasas y 1 durazno maduro.

Colación: ½ vaso de jugo de duraznos frescos no industrializados.

Comida: ½ hora antes de comer beba 1 vaso de agua caliente con el jugo de 3 limones.

1 plato de sopa de verduras, 100 grs. de queso blanco descremado en salsa verde, 1 rebanada de aguacate y ½ taza de espinacas cocidas al vapor.

Colación: ensalada de naranja, toronja y germinado de alfalfa.

Cena: brócoli cocido a vapor con ½ taza de yogurt descremado y 1 rebanada de pan negro.

4º. Día:

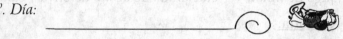

½ hora antes de desayunar beba un vaso de agua caliente con el jugo de 3 limones.

Desayuno: 1 vaso de jugo de naranja con ½ nopal tierno licuado, beba sin colar, 1 taza de leche búlgara o yogurt natural descremado y 1 plato de papaya con 1 cucharada de salvado de trigo.

Colación: 1 pera al horno con 2 cucharadas de yogurt descremado.

Comida:

½ hora antes de comer beba un vaso de agua caliente con el jugo de 3 limones.

1 plato de sopa de cebolla, 1 huevo cocido, coliflor al horno con salsa de jitomate, perejil, cebolla y ajos licuados con muy poco agua y gratinar con 50 grs. de queso Oaxaca.

Colación: 1 plato de fruta de temporada.

Cena: 1 taza de yogurt descremado, 1 durazno maduro picado, 1 cucharada de salvado y 1 rebanada de pan integral tostado.

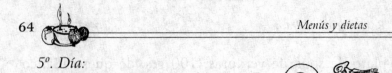

5º. Día:

½ hora antes de desayunar beba 1 vaso de agua caliente con el jugo de 3 limones.

<u>Desayuno:</u> 1 plato de papaya picada, ½ taza de yogurt natural descremado y 1 rebanada de pan integral tostado.

<u>Colación:</u> 1 ensalada de pepinos con germinado de alfalfa, jugo de limón y 1 cucharada de aceite de oliva y sal.

<u>Comida:</u>

½ hora antes de comer beba 1 vaso de agua caliente con el jugo de 3 limones.

Chicharrón de soya (100 grs.) en salsa verde preparado con tomates verdes, cebolla, ajo y chiles verdes desvenados y sin semilla y freír en 1 cucharadita de aceite de maíz, ½ taza de frijoles de la olla y 1 tortilla de maíz tostada.

<u>Colación:</u> 1 ensalada de lechuga con pepinos y cebolla, limón y 1 cucharada de aceite de oliva.

<u>Cena:</u> 1 ensalada de zanahoria y col ralladas con 1 cucharada de pasas y ½ taza de yogurt descremado y 1 rebanada de pan integral tostado.

6º. Día:

½ hora antes de desayunar beba 1 vaso de agua caliente con el jugo de 3 limones.

<u>Desayuno:</u> 1 vaso de jugo de naranja, 1 huevo cocido relleno con zanahoria rallada, su propia yema y ½ cucharadita de yogurt natural descremado.

Colación:

½ *taza de yogurt natural descremado con fruta.*

Comida:

½ *hora antes de comer beba 1 vaso de agua caliente con el jugo de 3 limones.*

½ taza de arroz integral cocido al vapor con espinacas, albóndigas de soya preparadas con soya texturizada e hidratada, ½ huevo cocido, cebolla y hojas de hierbabuena picada, 1 cucharada de pan integral molido, forme las albóndigas y ponga a cocer en caldillo de jitomate con ½ taza de zanahorias picadas.

Colación: 1 plato de fruta de la estación.

Cena: ensalada de col morada con aceitunas con vinagre de manzana, 1 quesadilla sin freír y ½ vaso de leche descremada.

7° Día:

½ *hora antes de desayunar beba 1 vaso de agua caliente con el jugo de 3 limones.*

En este día se hace un semiayuno a base de jugo de manzanas frescas no industrializado y manzanas picadas y peladas en cantidad suficiente. Acompañar con té de cola de caballo con miel de abeja.

Es muy importante tomar aproximadamente dos litros de agua natural cada día, o igual puede tomar agua de frutas sin endulzar.

DIETA ALTERNATIVA SIN LECHE

1er. Día:

1 hora antes de desayunar beba una taza de té de perejil sin endulzar.

Desayuno: 1 toronja, 1 sandwich de pan integral con 30 grs. de queso panela.

Colación: 1 vaso de jugo de naranja chico, 1 chayote cocido al vapor y 1 rebanada de jamón.

Comida: 1 coctel de frutas elaborado con 1 rebanada de melón, 1 de sandía, 1 de piña y 1 de papaya, 1 taza de arroz integral al vapor con ½ taza de frijoles de la olla, 1 pieza chica de pollo cocida en caldo con 1 calabacita, 1 papa chica y 1 zanahoria.

Colación: 1 gelatina baja en caloría y 1 vaso de agua de frutas sin endulzar.

Cena: 1 sincronizada de jamón con queso blanco y 1 vaso grande de naranjada sin endulzar.

2º. Día:

1 hora antes de desayunar beba 1 taza de té de perejil sin endulzar.

Desayuno: 1 vaso de jugo de naranja, 1 huevo a la mexicana y 2 tortillas de maíz.

Colación: 1 taza de zanahoria rallada cruda con 1 cucharada de vinagre de manzana y poca sal y 1 vaso de agua.

Comida: 2 manzanas picadas, 2 albóndigas chicas con ½ taza de frijoles de la olla y 1 rebanada de pan integral o 3 tortillas de maíz tostadas.

Colación: 1 ensalada de nopales con jitomate, cebolla y vinagre de manzana.

Cena: 1 rebanada de papaya, 1 sandwich de jamón con lechuga, jitomate y 1 cucharadita de mayonesa light.

3er. Día:

1 hora antes de desayunar beba 1 taza de té de perejil sin endulzar.

Desayuno: 1 toronja y 1 sandwich de pan integral con 30 grs. de queso panela.

Colación: 1 vaso de jugo de naranja chico, 1 chayote cocido al vapor y 1 rebanada de jamón.

Comida: 1 coctel de frutas con 1 rebanada de melón, 1 de sandía, 1 de piña y 1 de papaya, 1 taza de arroz integral al vapor con ½ taza de frijoles de la olla, 1 pieza chica de pollo cocida en caldo con 1 calabacita, 1 papa chica y 1 zanahoria.

Colación: 1 gelatina baja en calorías, 1 vaso de agua de frutas sin endulzar.

Cena: 1 sincronizada de jamón con queso blanco y 1 vaso grande de naranjada sin endulzar.

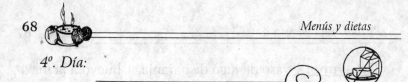

4º. Día:

1 hora antes de desayunar beba 1 taza de té de perejil sin endulzar.

Desayuno: 1 vaso de jugo de naranja, 1 huevo a la mexicana y 2 tortillas de maíz.

Colación: 1 taza de zanahoria rallada cruda con 1 cucharada de vinagre de manzana y poca sal y 1 vaso de agua.

Comida: 2 manzanas picadas, 2 albóndigas chicas, ½ taza de frijoles de la olla, 1 rebanada de pan integral o 3 tortillas de maíz tostadas.

Colación: 1 ensalada de nopales con jitomate, cebolla y 1 cucharada de vinagre de manzana.

Cena: 1 rebanada de papaya, 1 sandwich de pan integral de jamón con lechuga, jitomate y 1 cucharadita de mayonesa light.

5º. Día:

1 hora antes de desayunar beba 1 taza de té de perejil sin endulzar.

Desayuno: 1 toronja, 1 sandiwch de pan integral con 30 grs. de queso panela.

Colación: 1 vaso de jugo de naranja chico, 1 chayote hervido y 1 rebanada de jamón.

Comida: 1 coctel de frutas elaborado con 1 rebanada de melón, 1 de sandía, 1 de piña y 1 de papaya, 1 taza de arroz integral cocido al vapor con ½ taza de frijoles de la olla, 1 pieza chica de pollo cocida en caldo con 1 calabacita, 1 papa chica y 1 zanahoria.

Colación: 1 gelatina baja en caloría y 1 vaso grande de agua de frutas sin endulzar.

Cena: 1 sincronizada de jamón con queso blanco y 1 vaso grande de naranjada sin endulzar.

6°. Día:

1 hora antes de desayunar beba 1 taza de té de perejil sin endulzar.

Desayuno: 1 vaso de jugo de naranja, 1 huevo a la mexicana y 2 tortillas de maíz.

Colación: 1 taza de zanahoria rallada cruda con 1 cucharada de vinagre de manzana y poca sal y 1 vaso de agua.

Comida: 2 manzanas picadas, 2 albóndigas chicas, ½ taza de frijoles de la olla, 1 rebanada de pan integral o 3 tortillas de maíz tostadas.

Colación: 1 ensalada de nopales con jitomate, cebolla y 1 cucharada de vinagre de manzana.

Cena: 1 rebanada de papaya, 1 sandwich de pan integral de jamón con lechuga, jitomate y 1 cucharadita de mayonesa light.

7°. Día:

1 hora antes de desayunar beba 1 taza de té de perejil sin endulzar.

Desayuno: 1 vaso de licuado de jugo de naranja con 1 rebanada de papaya, 1 huevo ranchero, 1 tortilla de maíz o 1 rebanada de pan integral.

<u>Colación:</u> 1 coctel de frutas chico y 1 vaso de agua.

<u>Comida:</u> 1 taza de caldo de verduras, 3 tacos de carne asada, nopales y cebollitas asadas, los que guste y ½ taza de frijoles de la olla.

<u>Colación:</u> 1 taza de palomitas de maíz y 1 vaso de agua.

<u>Cena:</u> 2 rollitos de jamón con 30 grs. de queso panela.

No se olvide de tomar agua suficiente, mínimo 8 vasos.

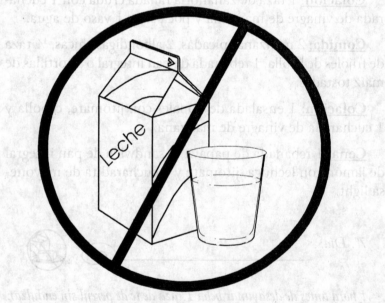

OTRA DIETA
REDUCTIVA VEGETARIANA

1er. Día: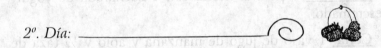

Semiayuno a base de papaya. Coma en abundante cantidad. Beba té de manzanilla endulzado con 1 cucharadita de miel si así lo desea. También es necesario beber agua natural en suficiente cantidad, mínimo 8 vasos.

2º. Día:

Desayuno: 1 licuado de naranja, papaya, germinado de alfalfa y 1 nopal tierno chico, 1 plato de papaya con 1 cucharada de germen de trigo y 1 cucharada de salvado y 1 taza de té de manzanilla sin endulzar.

Colación: 1 vaso de jugo de toronja.

Comida: 1 plato de caldo de verduras con 2 cucharadas de alga espirulina en polvo, 1 vaso de jugo de naranja licuado con 1 nopal tierno chico, 1 ensalada de lechuga, jitomate, germinado de alfalfa, 1 rebanada de aguacate, ½ taza de pico de gallo de jitomate, cebolla y cilantro.

Colación: 1 ensalada de pepinos con limón y poca sal.

Cena: 1 vaso de jugo de naranja, 1 cucharada de lecitina en polvo y 1 ensalada de lechuga con jitomate.

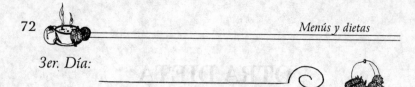

3er. Día:

Desayuno: 1 vaso de jugo de naranja licuado con 1 nopal tierno chico, 1 pera picada, 1 rebanada de pan integral, 1 vaso chico de yogurt descremado y 1 taza de té de manzanilla sin endulzar

Colación: 1 taza de flores de brócoli cocidos al vapor con 1 cucharada de aceite de oliva, 1 cucharada de vinagre de manzana o jugo de limón.

Comida: 1 vaso de jugo de naranja licuado con 1 nopal tierno chico, 1 plato de sopa de col y 1 plato de calabacitas gratinadas con 50 grs. de queso Oaxaca.

Colación: 1 pera al horno con 1 cucharada de yogurt descremado.

Cena: 1 vaso de jugo de manzana y apio y ½ taza de yogurt descremado con 1 rebanada de melón picado.

4°. Día:

Desayuno: 1 taza de yogurt descremado con 1 pera picada y 1 cucharada de salvado, 1 rebanada de pan integral y 1 taza de té de manzanilla sin endulzar.

Colación: 2 vasos de jugo de naranja licuados con 1 nopal tierno chico.

Comida: 1 vaso de jugo de naranja licuado con 1 nopal tierno chico, 1 plato de brócoli cocido al vapor, 1 papa hervida con cáscara, 1 cucharada de aceite de oliva y 1 plato de sopa de nopales.

Colación: 1 vaso de jugo de toronja.

Cena: 1 vaso de jugo de zanahoria con 3 hojas de lechuga orejona y 2 cucharadas de alga espirulina en polvo y 2 manzanas asadas con ½ cucharadita de canela en polvo.

5º. Día:

Desayuno: 1 licuado de papaya elaborado con 1 vaso de leche descremada y 1 rebanada de papaya, 1 cucharadita de germen de trigo, 1 rebanada de pan integral tostado y 1 taza de té de manzanilla sin endulzar.

Colación: 1 pera.

Comida: 1 taza de caldo de verduras con 2 cucharadas de lecitina de soya en polvo, 1 ensalada de zanahorias, ejotes y chícharos cocidos al vapor, 1 plato de sopa de flor de calabaza y 1 rebanada de 30 grs. de queso panela.

Colación: ½ taza de yogurt descremado con fruta.

Cena: 1 vaso de jugo de naranja con dos cucharadas de alga espirulina en polvo, 1 taza de espinacas cocidas al vapor. 1 rebanada de pan integral tostado y 1 rebanada de queso panela.

6º. Día:

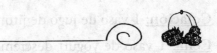

Desayuno: 1 rebanada de pan integral tostado, 1 cucharadita de yogurt descremado, 1 salchicha de soya asada, 1 porción abundante de germinado de alfalfa, 1 jitomate maduro mediano en rebanadas y 1 taza de té de manzanilla sin endulzar.

Colación: 1 ensalada de pepinos con jugo de limón y poca sal.

Comida: 1 plato de sopa de fideos con espinacas, 2 rebanadas de berenjena gratinada con 50 grs. de queso Oaxaca, 1 ensalada de lechuga con cebollas, 1 vaso de jugo de naranja y 2 cucharaditas de alga espirulina en polvo.

Colación: melón a su gusto.

Cena: 1 papa mediana cocida con cáscara, 1 chayote cocido al vapor, 1 cucharada de aceite de oliva, ½ cucharada de queso parmesano y 1 taza de té de manzanilla sin endulzar.

7º. Día:

Desayuno: 1 huevo cocido relleno con la propia yema, zanahoria y ejotes cocidos al vapor y ½ cucharadita de mayonesa light y 1 taza de té de manzanilla sin endulzar.

Colación: 1 vaso de jugo de jitomate.

Comida: ½ taza de arroz integral cocido al vapor con chícharos, 1 taza de ejotes al vapor con ½ pimiento morrón verde y cebolla picados, aderezados con 1 cucharada de vinagre de manzana, 1 cucharada de aceite de oliva y 1 rebanada de 30 grs. de queso panela.

Colación: 1 vaso de jugo de jitomate

Cena: 1 vaso de yogurt descremado y 1 ensalada de lechuga con pepinos y cebollas.

Recuerde beber mínimo 8 vasos de agua cada día durante la dieta. Puede beber agua de 1 sola fruta si así lo desea sin endulzar.

DIETA REDUCTIVA CON BAJO CONTENIDO EN HARINAS

1er. Día:

Desayuno: 1 vaso de jugo de naranja, 1 vaso de leche descremada con 1 taza de cereal integral, 1 huevo tibio o cocinado a la mexicana y 1 taza de té limón sin endulzar.

Colación: 1 gelatina baja en calorías y agua de tamarindo sin endulzar.

Comida: 1 ensalada de frutas elaborada con 1 rebanada de melón, sandía, piña y papaya, ½ taza de arroz integral cocido al vapor, 1 chile poblano grande relleno con 30 grs. de requesón, ½ taza de frijoles de la olla y 1 tortilla de maíz tostada.

Colación: 2 manzanas al horno y agua de frutas sin endulzar.

Cena: ensalada de brócoli con chayotes, 6 galletas marías, 1 vaso de leche descremada y 1 taza de té limón sin endulzar.

2º. Día:

Desayuno: 1 coctel de frutas chico, 1 huevo estrellado o a la mexicana, 1 taza de yogurt descremado y 1 taza de té limón sin endulzar.

Colación: ½ taza de zanahoria rallada cruda con 1 cucharada de vinagre de manzana y agua de frutas sin endulzar.

Comida: 1 manzana, 1 plato de sopa de habas, 1 plato de ensalada de atún con lechuga, jitomate, apio, cebolla, 6 galletas habaneras y agua de frutas sin endulzar.

Colación: 1 naranja.

Cena: 1 vaso de leche descremada, 1 pieza chica de pan de dulce y 1 taza de té limón sin endulzar.

3er. Día:

Desayuno: 1 vaso de jugo de naranja, 1 vaso de leche descremada, 1 taza de cereal integral, 1 huevo tibio o a la mexicana y 1 taza de té limón sin endulzar.

Colación: 1 gelatina baja en calorías y agua de tamarindo sin endulzar.

Comida: 1 coctel chico de frutas, ½ taza de arroz integral cocido al vapor, 1 chile poblano grande relleno con 30 grs. de requesón, ½ taza de frijoles de la olla y 1 tortilla.

Colación: 2 manzanas al horno y agua de frutas sin endulzar.

Cena: ensalada de brócoli con chayotes, 6 galletas marías, 1 vaso de leche descremada y 1 taza de té limón sin endulzar.

4º. Día:

Desayuno: 1 coctel de frutas chico, 1 huevo estrellado o a la mexicana, 1 tortilla de maíz, 1 taza de yogurt descremado y 1 taza de té limón sin endulzar.

Colación: ½ taza de zanahoria rallada cruda con 1 cucharada de vinagre de manzana y agua de frutas sin endulzar.

Comida: 1 manzana, 1 plato de sopa de habas, ensalada de atún con lechuga, jitomate, apio, cebolla, 6 galletas habaneras y agua de frutas sin endulzar.

Colación: 1 naranja.

Cena: 1 vaso de leche descremada, 1 pieza chica de pan de dulce y 1 taza de té limón sin endulzar.

5°. Día:

Desayuno: 1 vaso de jugo de naranja, 1 vaso de leche descremada, 1 taza de cereal integral, 1 huevo tibio o a la mexicana y 1 taza de té limón sin endulzar.

Colación: 1 gelatina baja en calorías y agua de tamarindo sin endulzar.

Comida: 1 coctel de frutas chico, ½ taza de arroz integral al vapor, 1 chile poblano grande relleno con 30 grs. de requesón, ½ taza de frijoles de la olla y 1 tortilla.

Colación: 2 manzanas al horno y agua de frutas sin endulzar.

Cena: Ensalada de brócoli con chayotes cocidos al vapor, 6 galletas marías, 1 vaso de leche descremada y 1 taza de té limón sin endulzar.

6°. Día:

Desayuno: 1 coctel de frutas chico, 1 huevo estrellado o a la mexicana, 1 tortilla de maíz, 1 taza de yogurt descremado y 1 taza de té limón sin endulzar.

Colación: ½ taza de zanahoria rallada fresca con 1 cucharada de vinagre de manzana y agua de frutas sin endulzar.

Comida: 1 manzana, 1 plato de sopa de habas, ensalada de atún con lechuga, jitomate, apio, cebolla, 6 galletas habaneras y agua de frutas sin endulzar.

Colación: 1 naranja.

Cena: 1 vaso de leche descremada, 1 pieza chica de pan de dulce y 1 taza de té limón sin endulzar.

Beber por lo menos 8 vasos de agua durante cada día de la dieta.

7º. Día:

Desayuno: 1 vaso de jugo de naranja, ¼ de melón, 2 quesadillas sin freír, 1 vaso de yogurt descremado y 1 taza de té limón sin endulzar.

Colación: 2 manzanas asadas y agua de frutas sin endulzar.

Comida: 1 plato de sopa de verduras con una pieza chica de pollo, ½ taza de frijoles de la olla y 1 pera al horno.

Colación: 1 taza de palomitas de maíz.

Cena: 1 ensalada de nopales con jitomate, cilantro y cebolla, 1 tortilla, 1 vaso de leche descremada y 1 taza de té limón sin endulzar.

OTRA DIETA VEGETARIANA

1er. Día: _____

1 hora antes de desayunar beber 1 taza de té de hinojo con toronjil y 1 rajita de canela sin endulzar.

Desayuno: 1 vaso de jugo de toronja licuado con 1 tomate verde, 1 manzana, 1 pera rallada con 1 cucharada de germen de trigo, 1 cucharada de salvado y 2 cucharadas de yogurt descremado y 1 taza de té limón sin endulzar.

Colación: 1 durazno maduro grande y 1 vaso de agua de frutas sin endulzar.

Comida: 1 vaso de jugo de toronja licuado con 1 tomate verde, 1 taza de caldo de verduras, 1 berenjena en rodajas cocinada en salsa de jitomate, 1 ensalada de lechuga, berros (únicamente las hojas), cebolla y pimiento verde morrón.

Colación: 1 gelatina baja en calorías y 1 vaso de agua de frutas sin endulzar.

Cena: 1 vaso de jugo de zanahoria, apio y manzana con 2 cucharadas de alga espirulina en polvo, 1 rebanada de melón, 1 rebanada de pan integral y 1 taza de té limón sin endulzar.

2º. Día: _____

1 hora antes de desayunar beber una taza de té de hinojo con toronjil y 1 rajita de canela sin endulzar.

Desayuno: 1 licuado de nopal con 1 xoconoztle y 1 trozo de sábila, ½ melón con 1 cucharada de germen de trigo, 1 cucharada de salvado y 2 cucharadas de yogurt descremado y 1 taza de té limón sin endulzar.

Colación: 1 vaso de jugo de jitomate.

Comida: 1 taza de sopa de verduras con 1 cucharada de alga espirulina en polvo, 1 vaso de jugo de espinacas, ensalada de lechuga, berros, rábanos y jitomate con 1 cucharada de aceite de oliva y ½ taza de arroz integral cocido al vapor.

Colación: 2 manzanas asadas.

Cena: 1 vaso de jugo de zanahoria y apio, 1 cucharada de alga espirulina, 1 manzana rallada con 1 tallo de apio picado sin las hojas, 2 cucharadas de yogurt descremado y 1 cucharada de miel de abeja y 1 taza de té limón.

3er. Día:

1 hora antes de desayunar beba 1 taza de té de hinojo con toronjil y 1 rajita de canela sin endulzar.

Desayuno: 1 vaso de jugo de naranja licuado con 1 nopal tierno chico, 1 huevo cocido con ½ taza de quelites o espinacas cocidas al vapor, 1 rebanada de pan integral y 1 taza de té limón.

Colación: 1 pera o ¼ de melón.

Comida: 1 vaso de jugo de naranja licuado con 1 nopal tierno chico, ensalada de nopales con jitomate, cebollas, cilantro y 1 cucharada de vinagre de manzana, 1 papa cocida con cáscara y aderezada con 1 cucharada de aceite de oliva y 1 cucharada de queso parmesano.

Colación: 1 pera o ¼ de melón.

Cena: 1 vaso de jugo de zanahoria licuado con 3 hojas de lechuga orejona, 1 plato de papaya picada con dos cucharadas de yogurt descremado, 1 rebanada de pan integral tostado y 1 taza de té limón.

4º. Día:

1 hora antes de desayunar beber 1 taza de té de hinojo con toronjil y 1 rajita de canela sin endulzar.

Desayuno: 1 vaso de jugo de zanahoria y apio, 1 manzana al horno, 3 calabacitas cocidas al vapor, 1 rebanada de queso panela de 30 grs. y 1 taza de té limón sin endulzar.

Colación: 1 vaso de jugo de toronja.

Comida: 1 taza de caldo de verduras, ensalada de chayotes cocidos al vapor con cebolla, orégano, vinagre de manzana y un poco de sal, 1 huevo estrellado y 1 rebanada de pan integral tostado.

Colación: 1 rebanada de papaya.

Cena: 1 plato de verduras cocidas al vapor, 1 vaso de leche descremada, 1 rebanada de pan integral tostado y 1 taza de té limón sin endulzar.

5º. Día:

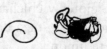

1 hora antes de desayunar beba 1 taza de té de hinojo con toronjil y 1 rajita de canela sin endulzar.

Desayuno: 1 vaso de jugo de naranja, 1 huevo tibio, 1 jitomate maduro en rebanadas, 1 taza de germinado de alfalfa, 1 rebanada de pan integral y 1 taza de té limón sin endulzar.

Colación: 2 rebanadas de melón con 2 cucharadas de queso cottage.

Comida: ½ taza de espagueti cocido al dente con salsa de jitomate casera, 2 cucharadas de queso parmesano, ensalada de chayotes cocidos al vapor y aderezados con cebolla, orégano, poca sal y vinagre de manzana y 1 bistec de gluten de trigo asado.

Colación: ½ taza de yogurt descremado con fruta.

Cena: 1 papa cocida con cáscara con 1 cucharada de yogurt descremado, ensalada de lechuga, pepinos y cebolla con limón y 1 cucharada de aceite de oliva y 1 taza de té limón sin endulzar.

6º. Día:

1 hora antes de desayunar beber 1 taza de té de hinojo con toronjil y 1 rajita de canela.

Desayuno: 1 vaso de yogurt descremado, papaya a su gusto, 1 rebanada de pan integral con ½ cucharadita de mantequilla de cacahuate y 1 taza de té limón.

Colación: 1 vaso de jugo de jitomate.

Comida: 1 rollito de bistec de gluten relleno con zanahoria, ejotes y chícharos cocidos al vapor, 1 taza de caldo de verduras, ½ taza de arroz integral cocido al vapor y 1 taza de té limón.

Cena: 1 papa al horno con 1 cucharada de yogurt descremado, 1 vaso de leche descremada y 1 taza de té limón sin endulzar.

7º. Día:

1 hora antes de desayunar beber 1 taza de té de hinojo con toronjil y 1 rajita de canela sin endulzar.

Desayuno: ½ taza de yogurt descremado, 1 plato de papaya y 1 rebanada de pan integral tostado.

Colación: ensalada líquida de lechuga, berros, apio, jitomate, 1 cucharada de vinagre de manzana, poca sal, licuar perfectamente y tomar sin colar.

Comida: ½ taza de arroz integral cocido al vapor, 1 taza de caldo de verduras, 1 manzana al horno y 1 taza de té limón sin endulzar.

Colación: 1 vaso de jugo de naranja licuado con 1 rebanada de papaya.

Cena: 1 plato de verduras cocidas al vapor con 1 cucharada de aceite de oliva y vinagre de manzana, 1 rebanada de pan integral tostado y 1 taza de té limón sin endulzar.

Beba por lo menos 8 vasos de agua cada día durante la dieta.

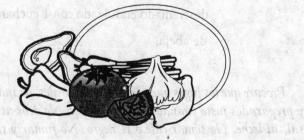

DIETA DE DESINTOXICACIÓN

Esta dieta puede hacerse una vez cada dos semanas, ayudará a limpiar el sistema digestivo y como consecuencia bajará de peso sin mucho esfuerzo.

SÓLO UN DÍA:

08:00 hrs. 1 vaso de jugo de naranja.

09:00 hrs. 1 taza de té de comino, hinojo y anís endulzado con miel de abeja.

10:00 hrs. 1 licuado de tres frutas de temporada.

13:00 hrs. 2 vasos de jugo de naranja.

15:00 hrs. 1 vaso de jugo de ocho verduras con el jugo de 1 limón.

18:00 hrs. 1 licuado de tres frutas de temporada.

21:00 hrs. 2 vasos de jugo de naranja y 1 vaso de yogurt casero descremado endulzado con 1 cucharadita de miel de abeja.

Procure que los jugos que beba sean naturales, no industrializados y preparados justo cuando van a ingerirse. No debe utilizar azúcar, sal, ni leche. No tomar café o té negro. No fumar y tampoco beber bebidas alcohólicas.

ALGUNOS CONSEJOS
PRÁCTICOS

1.- Reconozca que no hay soluciones mágicas para bajar de peso, la publicidad para algunos productos comerciales que de la noche a la mañana la bajarán de peso son sólo eso, publicidad. Lo único que en verdad vale es su propio esfuerzo.

2.- Cambie sus hábitos alimenticios. Es lo más prudente cuando se inicia una dieta de reducción. Estar convencida del cambio de vida.

3.- Siéntese tranquila a comer y coma despacio, masticando muy bien antes de tragar, pues esto le permitirá tener un aparato digestivo fuerte y sano. Además de que aprovechará mejor los alimentos y quedará satisfecha a tiempo.

4.- 1 día por semana realice una monodieta o semiayuno. Esto le ayudará a desintoxicar poco a poco su organismo y acelerará la pérdida de peso.

5.- Consuma más verduras y frutas que contengan pocas calorías, además proporcionan mucha fibra y sacian mejor el hambre. Su aporte vitamínico es excelente.

6.- Beba siempre mucha agua, mínimo 8 vasos al día, pues está comprobado que la mayoría de las personas pierden de 2 a 2 1/2 litros de agua al día en funciones corporales como el sudor y la orina. Consumiendo mayor cantidad de frutas y verduras, puede usted incrementar la cantidad de agua en su dieta y quemará las grasas excedentes. Los alimentos que más la contienen son la sandía, melón, apio, lechuga, etc.

7.- ¡NO olvide el ejercicio! Es parte muy importante de su dieta para bajar de peso. Planee junto con su médico un buen programa de ejercicios y beba mínimo medio litro de agua antes de iniciarlos. Cuando los inicie trate de beber pequeños sorbos cada veinte minutos durante el tiempo que dure su práctica. Esto le permitirá obtener un mayor rendimiento en su ejercicio, es decir, verá que la tonificación muscular es mejor y la disminución de peso se acelerará.

8.- Planifique su menú. Si usted ha aprendido a combinar los alimentos y a contar las calorías que debe ingerir diariamente, puede hacerlo de la mejor manera tomando en consideración los grupos de la pirámide de la nutrición.

9.- Durante el tiempo que dure su dieta, los postres quizá se conviertan en una obsesión, pero no olvide que teniendo el consumo de azúcares necesarios, mismos que encuentra en las frutas y el resto de los vegetales, no sufrirá por ello. Cada vez que desee comer algo dulce, coma una fruta, tome un vaso de agua natural y la sensación desaparecerá.

10.- Al cocinar tome en cuenta las raciones que debe preparar solamente, no cocine de más, pues el remordimiento de "tirar la comida a la basura" es solamente la justificación para comer de más.

11.- Quite la grasa visible a las carnes y procure no consumir embutidos, ya que por lo general son muy grasosos. Desgrase los caldos y las sopas, aligere las salsas añadiendo un poco de yogurt descremado, jugo de limón o un poco de caldo de verduras.

12.- Procure no freír los alimentos, puede utilizar una buena sartén de teflón para evitarlo.

13.- Manténgase informada. La información es una parte muy importante cuando se inician dietas de reducción de peso, saber cuáles son los ejercicios que debe realizar, por cuánto tiempo, lo qué debe comer, lo que no debe comer, síntomas y prevención de enfermedades, etc. Platique con su médico ampliamente. Él le dará las pautas a seguir.

14.- Cuando realice sus compras hágalas después de haber ingerido alimentos, de esta manera no comprará de más ni lo que no debe.

15.- Si sus compromisos de trabajo le obligan a comer en un restaurante, elija siempre las ensaladas crudas y las sopas bajas en calorías, y antes de salir beba por lo menos medio litro de agua.

16.- Considere los complementos alimenticios y vitamínicos para complementar su dieta.

17.- Sirva sus comidas en platos pequeños y no en grandes, así las cantidades le parecerán mayores y por ningún motivo se salte ninguna comida.

18.- Cuando sienta demasiado apetito, intente comer zanahorias, pepinos, rábanos, trocitos de apio en lugar de galletitas o pedacitos de pan y queso.

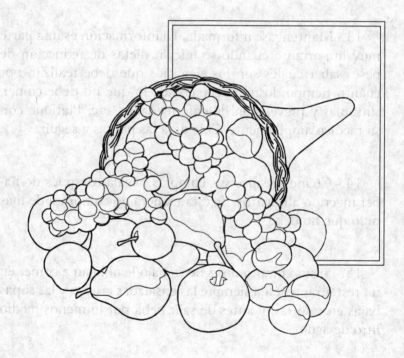

Tabla de nutrición

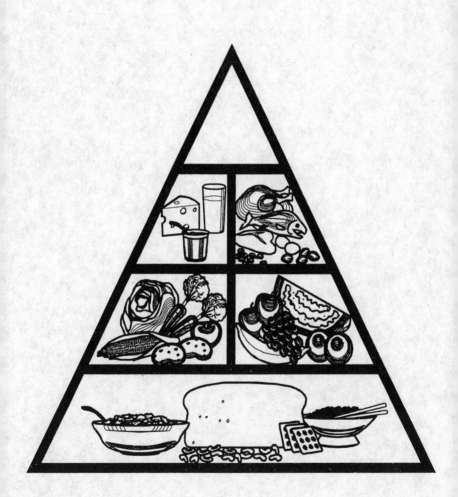

ÍNDICE

Tus recetarios

Recetas bajas en colesterol
Estela Jiménez

Sabrosas recetas sin sal
Ana María Sánchez

Recetas para diabeticos
Susana Torrijos

Postres que no engordan
Ana María Sánchez

Recetario para adelgazar
Ana María Sánchez

Recetario vegetariano (fáciles y económicas)
Letizia Angeluzzi

Tu recetario selecto
Rosario Romero

Tu recetario vegetariano
Josefina Olivares

Cocina mexicana
Josefina Olivares

<u>Colección Cocina Práctica</u>

Adelgace comiendo
H.V. Kapsenberg
250 recetas de la cocina internacional
María de la Fuente
270 recetas de repostría
María de la Fuente
La exquisita repostería mexicana
María Rodriguez
Las más sabrosas botanas y sandwiches
Letizia Angelicci
Las mejores pastas, salsas, y arroces
Letizia Angelicci
Lo más sabroso y típico de la cocina mexicana
Aurora Molina
Lo mejor de la cocina mexicana
Sara Molina
Recetario de sopas y consomés
Hortensia Andrade
Recetas de todo México, típicas y sabrosas
Angeles de la Rosa
Recetas vegetarianas, sabrosas, economicas, prácticas
Letizia Angelucci
Ricos postres de todo tipo y sabores
Esperanza Sánches
Sabrosos antojitos y platillos mexicanos
Margarita Gonzalez

100 Recetas, 100 Menús

Cocina fácil y económica
Martha Peláez

Cocina internacional
Marisa Lara

Cocina mexicana y recetario para microondas
PatriciaTerraza

Cocina vegetariana
Josefina Urquizo

Cocteles y botanas
Guadalupe Velazco

De la entrada al postre
Conceppción González

Recetario del buen sabor
Carmen Santibáñes

Recetario tía Martha
Martha Peláez

Recetario de la abuela

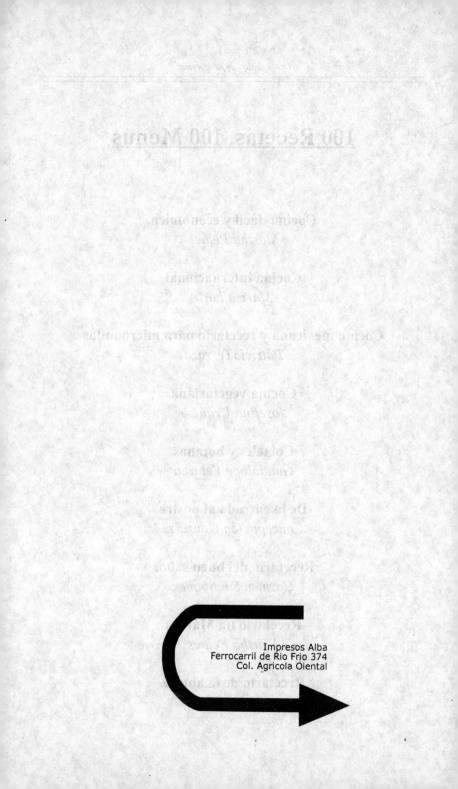

Impresos Alba
Ferrocarril de Rio Frio 374
Col. Agricola Oiental